面向人民健康
提升健康素养

相约健康百科丛书

U0245797

面向人民健康
提升健康素养

相约健康百科丛书

就医问药系列

# 婴幼儿就医指导

主编 张建 石琳

人民卫生出版社
·北京·

## 丛书专家指导委员会

主任委员　　陈竺

副主任委员　　李斌　于学军　王陇德　白书忠

委　　员　　（院士名单按姓氏笔画排序）

于金明　王辰　王俊　王松灵　田金洲
付小兵　乔杰　邬堂春　庄辉　李校堃
杨宝峰　邱贵兴　沈洪兵　张强　张伯礼
陆林　陈可冀　陈孝平　陈君石　陈赛娟
尚红　周宏灏　郎景和　贺福初　贾伟平
夏照帆　顾东风　徐建国　黄荷凤　葛均波
董尔丹　董家鸿　韩济生　韩雅玲　詹启敏

## 丛书工作委员会

主任委员　　李新华

副主任委员　　徐卸古　何翔　冯子健　孙伟
　　　　　　　孙巍　裴亚军　武留信　王挺

委　　员　　（按姓氏笔画排序）

王凤丽　王丽娟　皮雪花　朱玲　刘彬
刘召芬　杜振雷　李祯　吴非　庞静
强东昌　鲍鸿志　谭嘉

# 本书编委会

主　　编　张　建　石　琳

副 主 编　王　琳　王亚娟　游　川

编　　者　（按姓氏笔画排序）

丁翊君　首都医科大学附属北京儿童医院

王　杨　安徽医科大学第一附属医院

王　琳　首都儿科研究所

王亚娟　首都儿科研究所

王建红　首都儿科研究所

王晓燕　首都儿科研究所

石　琳　首都儿科研究所

叶　芳　中日友好医院

冯晋兴　深圳市儿童医院

邢　燕　北京大学第三医院

朱雪萍　苏州大学附属儿童医院

齐建光　北京大学第一医院

杜　悦　中国医科大学附属盛京医院

李　颀　首都儿科研究所

李铁耕　首都儿科研究所

杨　敏　广东省人民医院

汪治华　西安交通大学附属儿童医院

张　建　首都儿科研究所

张晓蕊　北京大学人民医院

钟　燕　湖南省儿童医院

袁天明　浙江大学医学院附属儿童医院

曹　玲　首都儿科研究所

游　川　首都医科大学附属北京妇产医院

解春红　浙江大学医学院附属儿童医院

学术秘书　尹德卢　首都儿科研究所

陈竺院士
说健康

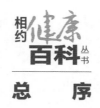

# 总　序

　　人民健康是现代化最重要的指标之一，也是人民幸福生活的基础。党的二十大报告明确到 2035 年建成健康中国。社会各界，尤其是全国医疗卫生工作者，要坚持以人民为中心的发展思想，把保障人民健康放在优先发展的战略位置，加快推进健康中国建设，全方位全周期保障人民健康，为实现"两个一百年"奋斗目标、实现中华民族伟大复兴的中国梦打下坚实的健康基础，为共建人类卫生健康共同体作出应有的贡献。

　　为助力健康中国建设，提升人民健康素养，人民卫生出版社（以下简称"人卫社"）联合相关学（协）会、平台、媒体共同策划，整合各方优势、创新传播途径，打造高质量的纸数融合立体化传播健康知识普及出版物《相约健康百科丛书》（以下简称"丛书"）。丛书通过图书、新媒体、互联网平台等全媒体，努力为人民群众提供全生命周期的健康知识服务。在深入了解丛书的策划方案、组织管理和工作安排后，我欣然接受了邀请，担任丛书专家指导委员会主任委员，主要基于以下考虑。

　　**建设健康中国，人人享有健康。**党的十八大以来，以习近平同志为核心的党中央一直高度重视、持续推动健康中国建设。2016 年党中央、国务院印发的《"健康中国 2030"规划纲要》指出，推进健康中国建设，是全面建成小康社会、基本实现社会主义现代化的重要基础，是全面提升中华民族健康素质、实现人民健康与经济社会协调发展的国家战略。健康中国的主题是"共建共享、全民健康"，共建共享是基本路径，

全民健康是根本目的。人人参与、人人尽力、人人享有，实现全民健康，需要全社会共同努力。党的二十大对新时代新征程上推进健康中国建设作出新的战略部署，赋予了新的任务使命，提出"把保障人民健康放在优先发展的战略位置，完善人民健康促进政策"。丛书建设抓住了健康中国建设的核心要义。

**提升健康素养，需要终身学习。**健康素养是人的一种能力：它能够帮助个人获取和理解基本的健康信息和服务，并能运用其作出正确的判断和决定，以维持并促进自己的健康。2008 年 1 月，卫生部发布《中国公民健康素养——基本知识与技能（试行）》，首次以政府文件的形式界定了居民健康素养，我很高兴签发了这份文件。此后，我持续关注该工作的进展和成效。经过多年的不懈努力，我国健康素养促进工作蓬勃发展，居民健康素养水平从 2009 年的 6.48% 上升至 2021 年的 25.4%，人民健康状况和基本医疗卫生服务的公平性、可及性持续改善，主要健康指标居于中高收入国家前列，为以中国式现代化全面推进中华民族伟大复兴奠定了坚实的健康基础。健康素养需要持续地学习和养成，丛书正是致力于此。

**健康第一责任人，是我们自己。**2019 年 12 月，十三届全国人大常委会第十五次会议通过了《中华人民共和国基本医疗卫生与健康促进法》，该法第六十九条提出"公民是自己健康的第一责任人，树立和践行对自己健康负责的健康管理理念，主动学习健康知识，提高健康素养，加强健康管理。倡导家庭成员相互关爱，形成符合自身和家庭特点的健康生活方式。"从国家法律到健康中国战略，都强调每个人是自己健康的第一责任人。只有人人都具备了良好的健康素养，成为自己健康的第一责任人，健康中国才有了最坚实的基础。丛书始终秉持了这一理念，能够切实帮助读者承担起自己的健康责任。

接受丛书编著邀请后，我多次听取了丛书工作委员会和人卫社的汇报，提出了一些建议，并录制了"院士说健康"视频。我很高兴能以此项工作为依托，为人民健康多做些有意义的工作。丛书工作委员会和人卫社的同仁们一致认为，这件事做好了，对提高国民特别是青少年健康素养意义重大！

2022年11月，在丛书启动会议上，我提出丛书建设要做到心系于民、科学严谨、质量第一、无私奉献四点希望。2023年9月，丛书"健康一生系列"正式出版！丛书建设者们高度负责、团结协作，严谨、创新、务实地推进丛书建设，让我对丛书即将发挥的作用充满了信心，也对健康科普工作有了更多的思考。

**一是健康科普工作需把社会责任放在首位。**丛书为做好顶层设计，邀请一批院士担任专家指导委员会的成员。院士们的本职工作非常繁忙，但他们仍以极高的热情投入丛书建设中，指导把关、录制视频，担任健康代言人，身体力行地参与健康科普工作。全国广大医务工作者也要积极行动起来，把社会责任放在首位，践行习近平总书记提出的"科技创新、科学普及是实现创新发展的两翼"之工作要求，把健康科学普及放在与医药科技创新同等重要的位置，防治并重，守护人民健康。

**二是健康科普工作应始终心系于民。**健康科普需要找准人民群众普遍关心的健康问题，有针对性地开展工作，方能事半功倍。丛书每一个系列都将开展健康问题征集活动，"健康一生系列"收集了两万余个来自大众的健康问题，说明人民群众的健康需求是旺盛的，对专家解答是企盼的。丛书组织专家对这些问题进行了认真的整理、分析和解答，并在正式出版前后组织群众试读活动，以不断改进工作，提升质量，满足人民健康需求，这些都是服务于民的重要体现。丛书更是积极尝试应用新

技术新方法，为科普传播模式创新赋能，强化场景化应用，努力探索克服健康科普"知易行难"这个最大的难题。

**三是健康科普工作须坚持高质量原则。**高质量发展是中国式现代化的本质要求之一。健康科普工作事关人民健康，须遵从"人民至上、生命至上"的理念，把质量放在最重要的位置，以人民群众喜闻乐见的方式，传递科学的、权威的、通俗易懂的健康知识，要在健康科普工作中塑造尊重科学、学习科学、践行科学之风，让"伪科学""健康谣言""假专家"无处遁形。丛书工作委员会、各编委会坚持了这一原则，将质量要求落实到每一个环节。

**四是健康科普工作要注重创新。**不同的时代，健康需求发生着变化，健康科普方式也应与时俱进，才能做到精准、有效。丛书建设模式创新也是耳目一新，比如立足不同的应用场景，面向未来健康需求的无限可能，设计了"1+N"的丛书系列开放体系，成熟一个系列就开发一个；充分发挥专业学（协）会和权威专家作用，对每个系列的分册构建进行充分研讨，提出要从健康科普"读者视角"着眼，构建具有中国特色的国民健康知识体系；精心设计各分册内容结构和具有中华民族特色的系列 IP 形象；针对人民接受健康知识的主要渠道从纸媒向互联网转移的特点，设计纸数融合图书与在线健康知识问答库结合，文字、图片、视频、动画等联动的全媒体传播模式，全方位、全媒体、全生命周期服务人民健康等。

**五是健康科普工作需要高水平人才队伍。**人才是所有事业的第一资源。丛书除自身的出版传播外，着眼于健康中国建设大局，建立编写团队组建、遴选与培养的系列流程，开展了编写过程和团队建设研究，组建来自全国，老、中、青结合的高水平编者团队，且每个分册都通过编写过程的管理努力提升作者的健康科普能力。这项工作非常有意义。希望未来，越来越多的卫生健康工作者能以高度的社会责任感、职业使命感，以无私奉献的精神参与到健康科普工作中，以更多更好的健康科普精品，服务人民健康。

衷心希望，通过驰而不息的建设，丛书能让健康中国、健康素养、健康第一责任人的理念深入人心，并转化为建设健康中国的重要动力，成为国民追求和促进健康的重要支撑。

衷心希望，能以大型健康科普精品丛书为依托，培养一支高水平的健康科普作者队伍，增强文化自信的建设力量，从而更好地为中华民族现代文明贡献健康力量。

衷心希望，读者朋友们积极行动起来，认真汲取《相约健康百科丛书》中的健康知识，把它们运用到自己的生活里，让自己更健康，也为健康中国建设作出每个公民的贡献！

中国红十字会会长
中国科学院院士
丛书专家指导委员会主任委员

2023 年 7 月

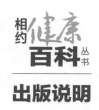

## 出版说明

　　健康是幸福生活最重要的指标，健康是 1，其他是后面的 0，没有1，再多的 0 也没有意义。提升健康素养，是提高全民健康水平最根本、最经济、最有效的措施之一。党的二十大报告要求，加强国家科普能力建设，深化全民阅读活动。习近平总书记指出，科技创新、科学普及是实现创新发展的两翼，要把科学普及放在与科技创新同等重要的位置。在这一重要指示精神的指引下，人民卫生出版社（以下简称"人卫社"）努力探索让科学普及这"一翼"变得与科技创新同样强大，进而助力创新型国家建设。经过深入调研，团结广大医学科学家、健康传播专家、学（协）会、媒体、平台，共同策划出版《相约健康百科丛书》（以下简称"丛书"）。

　　为了帮助读者更好地了解和使用丛书，特将出版相关情况说明如下。

### 一、丛书建设目标

　　丛书努力实现五个建设目标，即：高质量出版健康科普精品，培养优秀的健康科普团队，创新数字赋能传播模式，打造知识共建共享平台，最终提升国民健康素养，服务健康中国行动落实和中华民族现代文明建设。

### 二、丛书体系构建

　　1. 丛书各系列分册设计遵从人民至上的理念，突出读者健康需求和

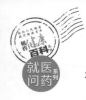

视角。各系列的分册设计经过多轮专家论证、读者健康需求调研，形成从读者需求入手进行分册设计的共识，更好地与读者形成共鸣，让读者愿意读、喜欢读，并能转化为自身健康生活方式和行为。

比如，丛书第一个系列"健康一生系列"，既不按医学学科分类，也不按人体系统分类，更不按病种分类，而是围绕每个人在日常生活中会遇到的健康相关问题和挑战分类。这个系列分别针对健康理念养成，到人生面临的生、老、病问题，再到每天一睁眼要面对的食、动、睡问题，最后到更高层次的养、乐、美问题，共设立 10 个分册，分别是《健康每一天》《健康始于孕育》《守护老年健康》《对疾病说不》《饮食的健康密码》《运动的健康密码》《睡眠的健康密码》《中医养生智慧》《快乐的健康密码》和《美丽的健康密码》。

2. 丛书努力构建从健康知识普及到健康行为指导的全生命周期全媒体的健康知识服务体系。依靠权威学（协）会和专家的反复多次研究论证，从读者的健康需求出发，丛书构建了"1+N"系列开放体系，即以"健康一生系列"为"1"；以不同人群、不同场景的不同健康需求或面临的挑战为"N"，成熟一个系列就开发一个系列。"主动健康系列""应急急救系列""就医问药系列""康养康复系列"，以及其他系列将在"十四五"期间陆续启动和出版。

3. 丛书建设有力贯彻落实"两翼论"精神，推动健康科普高质量创新发展。丛书除自身的出版传播外，还建立编写团队组建、遴选与培养的系列流程，开展了编写过程和团队建设研究，组建来自全国，老、中、青结合的高水平编者团队，并通过编写过程的管理努力提升作者的健康科普能力。丛书建设部分相关内容还努力申报了国家"十四五"主动健康和人口老龄化科技应对重点专项；以"《相约健康百科丛书》策划出版为基础探索全方位、立体化大众科普类图书出版新模式"为题，成功获得人卫研究院创新发展研究项目支持。

**三、丛书创新特色**

1. 体现科学性、权威性、严谨性。为做好丛书的顶层设计、项目实施和编写出版工作，保障科学性，成立丛书专家指导委员会、工作委员会和各分册编委会。

第十二届、十三届全国人大常委会副委员长，中国红十字会会长陈竺院士担任丛书专家指导委员会主任委员，国家卫生健康委员会副主任李斌、中国计划生育协会常务副会长于学军、中华预防医学会名誉会长王陇德院士、中国健康促进基金会荣誉理事长白书忠等担任副主任委员，三十余位院士应邀担任委员。专家们积极做好丛书顶层设计、指导把关工作，录制"院士说健康"视频，审阅书稿，甚至承担具体编写工作……他们率先垂范，以极高的社会责任感投入健康科普工作，为全国医务工作者参与健康科普工作树立了榜样。

人民卫生出版社、中国健康促进基金会、中国计划生育协会、中华预防医学会、中国科普研究所、全国科学技术名词审定委员会、健康报社、新华网客户端《新华大健康》等机构负责健康科普工作的领导和专家组成了丛书工作委员会，并成立了丛书工作组，形成每周例会、专题会、组建专班等工作机制，确保丛书建设的严谨性和高质量推进。

各系列各分册编委会均由相关学（协）会、医学院校、研究机构等领域具有卓越影响力的专家组成。专家们面对公众健康需求迫切，但优秀科普作品供给不足、科普内容良莠不齐的局面，均以极大的热忱投入丛书建设与编写工作中，召开编写会、审稿会、定稿会等各类会议，对架构反复研究，对内容精益求精，对表达字斟句酌，为丛书的科学性、权威性和严谨性提供了可靠保证。

2. 彰显时代性、人民性、创新性。习近平总书记在文化传承发展座谈会上发表重要讲话，强调"在新的起点上继续推动文化繁荣、建设文化强国、建设中华民族现代文明，是我们在新时代新的文化使命"。丛书以"同中国具体实际相结合、同中华优秀传统文化相结合"理念为指导，彰显时代性、人民性、创新性。

丛书高度重视调查研究工作，各个系列都会开展面向全社会的问题征集活动，并将征集到的问题融入各个分册。此外，在正式出版前后都专门开展试读工作，以了解读者的真实感受，不断调整、优化工作思路和方法，实现内容"来自人民，根植人民，服务人民"。

在丛书整体设计和 IP 形象设计中，力求用中国元素讲好中国健康科普故事。丛书在全程管理方面始终坚持创新，在书稿撰写阶段，即采用人卫投审稿平台数字化编写方式，从源头实现"纸数融合"。在图书编写过程中，同步建设在线知识问答库。在图书出版后，实现纸媒、电子书、音频、视频同步传播，为不同人群的不同健康需求提供全媒体健康知识服务。

3. 突显全媒性、场景性、互动性。丛书采取纸电同步方式出版，读者可通过数字终端设备，如电脑、手机等进行阅读或"听书"；同时推出配套数字平台服务，读者可通过图书配套数字平台搜索健康知识，平台将通过文字、语音、直播等形式与读者互动。此外，丛书通过对内容的数字化、结构化、标引化，建立与健康场景化语词的映射关系，构建场景化知识图谱，利用人们接触的各类健康数字产品，精准地将健康知识推送至需求者的即时应用现场，努力探索克服健康科普"知易行难"这个最大的难题。

**四、丛书的读者对象、内容设计和使用方法**

参照《中国公民健康素养 66 条》锁定的目标人群，丛书读者对象定为接受九年义务教育及具备以上文化水平的人群，采用问答形式编写，重点选择大众日常生活中"应知道""想知道""不知道"和"怎么办"的问题。丛书重在解决"怎么办"，突出可操作性，架起大众对"预防为主"和"一般健康问题"从"为什么"到"怎么办"的桥梁，助力从"以治病为中心"向"以健康为中心"转变。

丛书是一套适合普通家庭阅读、查阅和收藏的健康科普书，覆盖日常生活中会遇到的常见健康问题。日常阅读，可以有效提升健康素养；遇到健康问题时查阅对应内容，可以达到答疑解惑、排忧解难的目的。此外，丛书还配有丰富的富媒体资源，扫码观看视频即可接收来自专家针对具体健康问题的进一步讲解。

《庄子·内篇·养生主》提醒我们："吾生也有涯，而知也无涯，以有涯随无涯，殆已！"如何有效地让无穷的医学知识转化为有限的健康素养，远远不止"授人以渔"这么简单，这需要以大型健康科普精品出版物为依托，培养一支高水平的健康科普作者队伍；需要积极推进相关领域教育、科技、人才三位一体发展，大力弘扬科学精神和科学家精神；还需要社会各界积极融健康入万策，并在此基础上努力建设健康科学文化，增强文化自信的建设力量，从而更好地为中华民族现代文明建设贡献健康力量。

衷心感谢丛书建设者们和读者们的大力支持，让我们共同努力，为健康中国建设和中华民族现代文明建设作出力所能及的贡献。

丛书工作委员会

2023 年 7 月

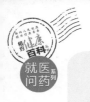

# 前　言

　　孩子是家庭的希望，是祖国的未来，婴幼儿时期是孩子成长过程中的一段特殊时期，由于其生长发育较快而生理功能尚未成熟，容易受到各种疾病的侵扰，一旦孩子出现某些症状或患病，缺乏育儿经验的新手父母难免会不知所措。因此，根据婴幼儿生理、心理和疾病特点，为家长提供一份详尽且实用的婴幼儿就医指导，对于保障婴幼儿健康、促进家庭和谐、推动社会进步具有重要意义。

　　《相约健康百科丛书》"就医问药系列"之《婴幼儿就医指导》分册集结了全国 8 省市 15 家三甲医院的 24 位业内知名专家，从新生儿就医指导、生长发育问题就医指导、婴幼儿常见症状就医指导、婴幼儿常见疾病就医指导 4 个方面，系统地介绍了儿童体格生长、营养喂养、智能发育、心理行为、常见症状疾病等健康科普知识，特别是对紧急就医指征的判断、就诊前准备、用药指导、诊后护理等作了详细讲述，为广大家长提供了一份科学、全面、权威、实用的就医指南。

　　此外，编写专家们还希望能通过插图、视频等多种形式让家长能更好地学习婴幼儿健康知识，帮助家长建立正确的就医观念，提高医学知识水平，使家长在婴幼儿就医过程中能够更加从容、理智，为婴幼儿的健康成长保驾护航。

　　在养育孩子的过程中，也许要经历各种困难，本分册虽然不能解

郎景和院士
说健康

决所有婴幼儿健康问题，但希望它能在婴幼儿就医过程中给予家长一些帮助，助力孩子健康、茁壮地成长。

我们深知，婴幼儿健康领域仍有许多未知等待探索，因此，我们欢迎广大读者提出宝贵意见和建议，共同为婴幼儿的健康成长贡献力量。

最后，祝愿所有婴幼儿都能拥有一个健康、快乐的童年，愿所有的家庭都能充满欢笑和温馨。感谢所有参与编写的专家们，因为有你们，分册出版计划才能圆满完成。

张 建 石 琳

2024 年 4 月

# 目录

## 第一章 新生儿健康问题就医指导

## 三   新生儿常见疾病 40

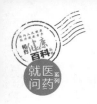

## 第二章　生长发育问题就医指导

## 四　婴幼儿心理行为　　153

## 五　婴幼儿五官保健

## 第三章 婴幼儿常见症状就医指导

# 第四章    婴幼儿常见疾病就医指导

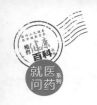

## 二　外科常见疾病

## 三 其他常见疾病（包括眼、耳鼻喉、皮肤等）

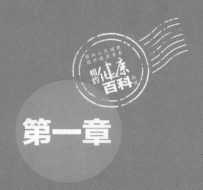

第一章

# 新生儿健康问题就医指导

一

# 新生儿
# 概述

# 1. 为什么**新生儿**出生后**体重**会**下降**

关键词

新生儿 体重下降 脱水

新生儿在出生后的第一周常常会出现体重下降，往往是由生后进食不足、大小便排出、皮肤等部位水分丢失引起。绝大多数为生理性，一般可在出生 10 日内恢复至出生体重。如果体重下降过多，或者未能及时恢复至出生体重，则有可能是病理性的，需要及时进行检查及治疗。

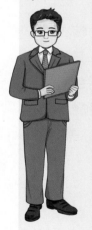

**专家说**

新生儿一般在生后 1~4 天出现体重下降，下降幅度一般不超过 10%，足月儿在生后 7 天可恢复至出生体重，早产儿多在生后 10 天左右恢复。此后，正常新生儿期体重增长应在每天 20~40g。

如果新生儿的体重在出生后第 1 周下降过多或者不能在 1 周左右恢复至出生体重（早产儿在生后 2 周左右未能恢复至出生体重），家长首先需要考虑是否存在喂养不足的可能。因为新生儿在刚出生后摄入的初乳量往往比较少，3 天后随着母亲泌乳量的增加以及新生儿摄入量的增加，体重可逐渐恢复正常。但如果喂养方法不当，或者喂养次数不够，容易造成新生儿喂养不足。其次，家长应该注意新生儿是否存在体液丢失过多的因素，如腹泻、呕吐、出汗过多，或者存在需要胃肠引流等导致体液丢失的因素。最后，家长

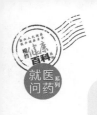

还应该注意新生儿是否存在遗传代谢疾病或外科疾病，造成喂养困难、反复呕吐、生长发育缓慢等情况。如果是这一类疾病，需要及时到医院就诊，进行进一步的检查及治疗。

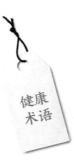

**新生儿生理性体重下降：** 指新生儿在出生的第1周内由于各种生理原因而出现的体重下降，无须特殊干预，可在1~2周内自行恢复至出生体重。

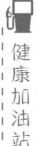

## 什么是新生儿脱水

新生儿由于摄入量不足（如早期母乳摄入不足）或者丢失过多（如腹泻、胃肠引流液过多、发热等所致）可能会出现脱水现象，临床主要表现为口唇黏膜干燥、眼窝凹陷、皮肤弹性差、尿量减少或尿色加深、更换尿布次数减少等，严重者可能出现哭闹烦躁，或者嗜睡、惊厥、四肢末梢凉、循环差等表现，需要及时就医治疗。

（丁翊君）

# 2. 为什么有些新生儿出生后 乳房会肿大

部分新生儿在出生后的几天内出现乳房肿大甚至溢乳的现象，男婴和女婴均可出现，绝大部分是生理性的，无须特殊治疗，可自行消退。少部分地区存在挤乳头的习俗，容易造成乳腺组织感染，需及时就医。

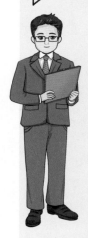

刚出生的新生儿，由于体内存在一定量的来自母体的雌激素、孕激素和催乳素，会导致乳房暂时性增大，无论是男婴还是女婴都可能在出生后的前几周出现乳腺增大，部分新生儿还同时伴有较为稀薄的乳汁溢出。随着年龄的增长，来自母体的激素会逐渐消退，乳房也会随之恢复正常。男婴的乳房增大通常会在出生后 2~3 周内自行消退，女婴可持续到出生后数月。一般无须特殊干预，可自行恢复至正常。

生理状态下，增大的乳房表面无红肿，局部皮温不高，触之婴儿无异常哭闹，轻轻按压可有少量乳汁溢出。此时家长切记不可用力挤压乳头，否则很容易造成感染。如果新生儿出现双侧乳腺不对称性肿大，局部皮肤伴有发红、皮温升高，按之有波动感，按压后婴儿出现哭闹、烦躁等表现，或者出现发热等情况，需警惕新生儿乳腺炎或乳腺脓肿的可能。新生儿乳腺炎或乳腺

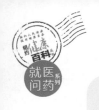

脓肿常常表现为单侧或双侧乳腺肿胀、皮肤表面发红、皮温增高、乳房变硬或者按压患儿哭闹，当出现上述症状时需要及时就医，进行抗感染治疗，部分严重病例可能还需要切开引流。

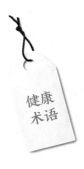

健康术语

**新生儿乳房肿大：** 指新生儿的乳房组织增大，大部分为生理性的，可自行消退，切记不要挤压乳头及乳房组织。少部分可能为乳腺炎或者乳房肿瘤，需要进行进一步检查以鉴别。

**新生儿乳腺炎：** 指新生儿期发生的乳腺急性化脓性炎症。多数由金黄色葡萄球菌感染引起，也可能由其他细菌（如革兰氏阴性菌、厌氧菌和 B 族链球菌等）感染引起。

（丁翊君）

# 3. 为什么要对**新生儿**开展**疾病筛查**

国家对新生儿进行疾病筛查的目的，是尽早发现新生儿可能存在的某些会影响其生长发育的先天性疾病或者遗传代谢病，实现早发现、早治疗，最大程度地降低疾病给患儿带来的不利影响，避免死亡或终身残疾。

专家说

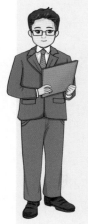

新生儿疾病筛查主要包括遗传代谢病、严重先天性心脏病、先天性听觉损失等。

**1. 新生儿遗传代谢病筛查** 国内常用的新生儿遗传代谢病的筛查方法主要包括足跟血筛查、尿液筛查、血串联质谱法及基因检测等。足跟血筛查主要检测先天性甲状腺功能减退、高苯丙氨酸血症等疾病。尿液主要是通过气相色谱-质谱联用技术对有机酸代谢障碍的疾病（如甲基丙二酸尿症）进行检测。血串联质谱法可以用于筛查氨基酸、有机酸、脂肪酸及肉碱代谢异常性疾病。而对于脊髓性肌萎缩、重症联合免疫缺陷病等没有特异性生化代谢产物异常的疾病，可用基因检测的手段进行筛查。

**2. 新生儿先天性心脏病的筛查** 虽然产前超声诊断可以筛查出部分胎儿心脏畸形，但是由于该检查高度依赖操作者的技术水平和经验，故仍然存在一定的漏诊率，因此生后对于新生儿先天性心脏病的筛查依然非常重要。筛查手段主要包括医务人员的体格检查（如观察新生儿肤色、呼吸、心率，听诊有无心脏杂音等），监测血氧饱和度，完善心电图、肺部X线、超声心动图等。

**3. 新生儿听觉筛查** 对新生儿进行听觉筛查可以及早发现潜在的听觉障碍，及早进行干预，避免错过语言听觉发育关键期，影响正常生活。目前听觉筛查的手段主要包括耳声发射（otoacoustic emission，OAE）、自动听性脑干反应（automatic auditory brainstem response，AABR）等方法。

关键词

疾病筛查 遗传代谢病 足跟血

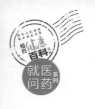

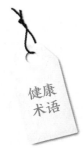

健康
术语

**先天遗传代谢病：** 指由于遗传物质的代谢异常导致机体出现代谢紊乱的疾病。在新生儿期可表现为特殊面容、特殊气味、体重不增、喂养困难、嗜睡／反应差、抽搐等，需要及时进行检查及治疗。

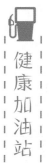

健康加油站

### 足跟血筛查

一般要求在新生儿出生 72 小时，并且充分哺乳后进行足跟血采集。目前国家免费筛查的项目主要包括先天性甲状腺功能减退症、高苯丙氨酸血症等，部分地区还包含了先天性肾上腺皮质增生症、葡萄糖 -6- 磷酸脱氢酶缺乏症等。

（丁翊君）

# 4. 为什么新生儿生后
# 24 小时内要排尿、排便

大多数新生儿在生后不久即开始排尿排便，如果在 24 小时之内未排尿排便，需要排除一些特殊疾病。

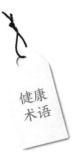

专家说

新生儿排尿量一般为 40~60mL/（kg·d），93% 的正常新生儿于生后 24 小时排尿，99.4% 于生后 48 小时内排尿。由于喂养不足，新生儿生后第 1 天可仅排少量的尿。如果生后 24 小时未排尿，需要首先评估喂养量是否充足；如果 48 小时未排尿需要及时检查有无急性肾功能不全、泌尿系统畸形/梗阻等病理性因素。

正常新生儿多数于生后 12 小时内排出胎便，3 天内排净，大便由墨绿色逐渐转变为金黄色，胎便总量一般为 100~200g。当胎儿发生宫内缺氧时，可使肛门括约肌松弛，导致胎便排入羊膜腔内造成羊水粪染。如果生后 24 小时未排胎便，需要检查有无消化道畸形，如肛门闭锁、先天性巨结肠等。先天性巨结肠是由于肠壁的神经节细胞减少或缺如导致病变段肠管持续痉挛，而粪便滞留在近端结肠，使近端肠管扩张、肥厚。临床可表现为不排胎便或胎便排出延迟、呕吐、腹胀等。如果不及时治疗可能会并发新生儿坏死性小肠结肠炎甚至肠穿孔等，危及生命。因此，患儿如果出现不排胎便或者胎便排出延迟，需关注是否存在此病。

关键词

排尿 排便

健康术语

**少尿：** 新生儿尿量 <25mL/d 或 <1mL/（kg·h）为少尿。

**无尿：** 新生儿尿量 <15mL/d 或 <0.5mL/（kg·h）为无尿。

**胎便：** 正常新生儿在生后的 3 天内排出的大便呈墨绿色，较为黏稠，称为胎便。

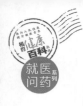

健康加油站

## 新生儿急性肾功能衰竭

又称急性肾损伤，是由于多种原因导致的新生儿肾功能急剧下降甚至丧失，临床表现为少尿或者无尿、电解质紊乱、酸碱失衡、尿素／肌酐升高等，属于临床危重症，其主要原因为围产期窒息缺氧、新生儿坏死性小肠结肠炎、败血症、外科手术等，如不及时治疗病死率可高达50%。

（丁翊君）

## 5. 为什么生"大胖小子"不一定是好事

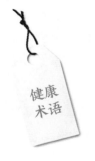

健康术语

很多人认为新生儿越胖越好，胖即代表孩子很健康、营养充足，但实际上并非如此。体重过大的新生儿容易引起产时及出生后的各种并发症，因此，新生儿并非体重越大越好。

**巨大儿：**指出生体重达到或超过4 000g的新生儿。

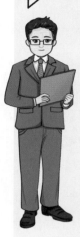

专家说

巨大儿在我国的发生率约为 7%，在国外的发生率约为 15.1%，男婴多于女婴。引起巨大儿的常见原因包括以下几种。

**1. 遗传因素** 如父母身材高大。

**2. 生理因素** 如母亲在孕期营养过剩。

**3. 病理因素** 如母亲本身为糖尿病患者等。

巨大儿可引起多种产科并发症，如分娩性臂丛神经损伤、锁骨骨折、围产期缺氧窒息甚至新生儿死亡。与非巨大儿相比，巨大儿生后更容易出现高胆红素血症、低血糖、代谢性酸中毒、呼吸窘迫等疾病。不仅如此，有研究显示，巨大儿还与肥胖、糖尿病、哮喘等远期并发症相关。因此需要加强孕期管理，降低分娩巨大儿的风险，改善不良妊娠结局。

分娩性臂丛神经损伤是巨大胎儿最常见的产伤，多数为单侧，双侧受累约占 5%。可表现为手臂内收内旋、前臂伸展、垂腕等，严重者可出现全手臂瘫痪，造成所有反射和感觉均消失。如果生后发现新生儿上肢活动障碍，需及时就医，以免延误治疗时机。

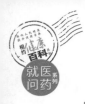

## 糖尿病母亲的婴儿

母亲患糖尿病合并妊娠或者患有妊娠糖尿病的母亲产下的新生儿被定义为糖尿病母亲的婴儿。在糖尿病母亲分娩的新生儿中，巨大儿很多见，也可见小于胎龄儿。与非糖尿病母亲分娩的新生儿相比，糖尿病母亲的婴儿发生先天畸形、呼吸窘迫、低血糖、红细胞增多症和高黏滞综合征等疾病的风险更高。因此，加强孕期血糖监测，控制血糖在正常范围十分必要。同时对于糖尿病母亲的婴儿，出生后应该加强血糖、血电解质及生命体征的监测，以便尽早发现异常，及时进行治疗。

（丁翊君）

# 6. 为什么新生儿**红细胞**比成人多

由于胎儿在宫内处于相对缺氧状态，因而正常刚出生的新生儿红细胞会多于成人，出生后会随着年龄的增长逐渐下降，大多数情况下属于生理现象。但少部分情况下红细胞异常增多则属于病理状态，需及时诊断治疗。

刚出生的新生儿红细胞会比成人多，原因主要有以下两种。

**1. 生理性因素** 首先，由于胎儿在宫内处于相对缺氧的状态，促红细胞生成素（erythropoietin，EPO）在妊娠后期对缺氧刺激较为敏感，其受缺氧刺激后会促进红细胞的生成而使红细胞数量增加。其次，新生儿在出生后的几个小时存在代偿性胎盘输血、分娩时循环中平均红细胞体积增加等因素，会导致红细胞暂时性上升。此后，随着自主呼吸的建立，血氧饱和度逐渐升高，负反馈调节机制会抑制 EPO 的生成，使红细胞的数量逐渐下降，约在 1 周龄时红细胞计数与脐血相当，出生后 2 周左右接近成人水平。

**2. 病理性因素** 胎儿宫内慢性缺氧、过度延迟脐带结扎、胎盘输血等可引起新生儿红细胞超过正常范围，此为真性红细胞增多，容易伴发高黏滞综合征以及高胆红素血症，还可能引起新生儿多脏器系统损害，需及时进行检查治疗。另外还需注意，早期摄入量不足、脱水等因素可造成血液浓缩，进而可引起假性红细胞增多。

关键词 红细胞增多 促红细胞生成素

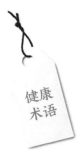

健康术语

**新生儿红细胞增多症：** 指在新生儿生后 1 周之内红细胞数 $>7 \times 10^{12}$/L，血红蛋白含量 $>220$g/L，静脉血血细胞比容 $>0.65$，是新生儿期较为常见的疾病。

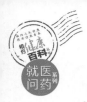

# 新生儿红细胞的特点有哪些

新生儿红细胞不同于成人的红细胞，其形态变化较大，如异形红细胞、棘形红细胞等在新生儿血涂片中均很常见。正因如此，新生儿红细胞膜的变形能力较差，导致红细胞寿命相对较短。正常成人红细胞的平均寿命为 120 天左右，而足月儿红细胞的寿命为 80~100 天，早产儿则为 60~80 天。

正是由于新生儿早期红细胞生成相对较多，且寿命短、破坏增多，故新生儿容易表现为黄疸。对于有红细胞增多症的患儿，需要格外关注其胆红素水平，发现异常及时干预治疗，避免发生胆红素脑病。

（丁翊君）

二

# 新生儿
# 常见症状

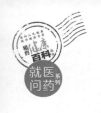

# 7. 为什么新生儿会出现**黄疸**

俗话说"十个宝宝九个黄"，黄疸是新生儿时期最常见的症状，是由于胆红素代谢异常导致血中胆红素水平升高，从而出现以皮肤、黏膜黄染为特征的病症。

**关键词**

**黄疸　胆红素**

**专家说**

体内的胆红素主要由衰老红细胞中的血红蛋白分解产生，人体的红细胞时刻在衰老、被破坏，会不断产生胆红素。正常情况下，这些胆红素不会在体内蓄积导致黄疸，这主要归功于我们有健全的胆红素清除系统。

新生儿胆红素代谢和成人有所不同，具体表现为：①新生儿的红细胞相对成人数目多、衰老得更快，会产生更多的胆红素；②新生儿肝脏发育不够成熟，肝脏摄取胆红素的能力弱，转化胆红素的酶数量少且活性低，分解和转化胆红素的能力也相对弱；③新生儿肝肠循环相对更活跃，肝肠循环是一种胆红素循环再利用的方式，会造成胆红素的排泄不充分，从而导致新生儿黄疸。

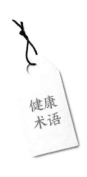

健康
术语

**新生儿肝肠循环：** 在肝内形成的结合胆红素，会随胆汁排出至十二指肠和空肠，在肠道 pH 偏碱的情况下，通过非酶性的水解过程，或经肠腔内较高浓度的 β- 葡萄糖醛苷酶的作用，使部分结合胆红素分解为非结合胆红素，迅速被肠黏膜吸收回到肝脏进入血液循环，是一种胆红素循环再利用的方式。

健
康
加
油
站

## 新生儿出现了黄疸，需要处理吗

新生儿出现黄疸是否需要处理，取决于黄疸是生理性还是病理性的。通常生理性黄疸出现、进展和消退有一定规律可循：出生后 2~3 天出现，4~5 天达高峰，7~10 天消退，足月儿不超过 2 周，早产儿可延迟到 3 周，最迟不超过 4 周消退。生理性黄疸的新生儿皮肤呈鲜艳的黄色，黄染程度不重，在此期间新生儿一般情况好，吃奶、精神反应、睡眠均正常。如果违背上述生理性黄疸的特点，就需要警惕是否为病理性黄疸，病理性黄疸是需要处理的。确定新生儿黄疸的原因并不简单，需要持续观察、就诊、随访及进行必要的辅助检查，这些都需要专业医生的参与及指导。

（李文梅　朱雪萍）

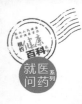

*新生儿黄疸那些事*

# 8. 新生儿黄疸影响
## 接种**乙肝疫苗**吗

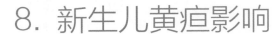

　　我国乙型肝炎高发，早期接种乙肝疫苗是降低婴儿乙肝感染率、控制乙肝流行的关键，因此早期接种乙肝疫苗是极为重要的。新生儿到满月打第二针乙肝疫苗时，如果还存在黄疸，许多家长往往被告知不能打乙肝疫苗，事实是这样的吗？

　　世界卫生组织（World Health Organnization，WHO）指出，新生儿出生后黄疸是接种疫苗的假禁忌证。国内也有文献指出，对于晚发型母乳性黄疸和单纯非结合胆红素增高的婴儿，经皮胆红素增高不能作为接种乙肝疫苗的禁忌。有研究指出，病理性黄疸对机体免疫系统功能有影响，还可能发生体液免疫异常、

T 细胞亚群失衡及某些细胞因子产生异常等，接种乙肝疫苗可能引起严重异常反应，所以在接种疫苗时要权衡利弊。

对于生理性黄疸，患儿身体健康状况良好，可按免疫程序接种乙肝疫苗。如果病理性黄疸已查明病因且患儿生命体征平稳，非疫苗接种禁忌证，也可以正常接种乙肝疫苗。

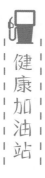

健康加油站

**1. 接种乙肝疫苗对黄疸有什么影响** 基因工程乙肝疫苗的有效成分是乙肝病毒的表面抗原，而不是病毒致病成分，并且生产时也进行了灭活处理，接种乙肝疫苗是保护性免疫反应，不是其他减毒活疫苗的病毒感染过程。如果接种疫苗出现黄疸，应考虑是否有其他疾病。

**2. 疫苗接种后的注意事项** 疫苗接种后不要揉搓接种部位，防止局部感染。接种后要让婴儿适当休息，增加哺乳频次，注意保暖。有些婴儿在接种疫苗后的 2~3 天会出现低热、局部红肿、食欲减退等症状，这是接种疫苗后的常见反应，一般 2~3 天会自行消失，如果症状逐渐严重或者无缓解，要及时到医院就诊。有时会出现一些严重的不良反应，如过敏性休克，虽然发生率极低，但一旦发生需及时抢救，所以一定要在接种现场留观 30 分钟。

（李文梅　朱雪萍）

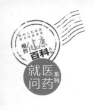

# 9. 为什么新生儿有时会**发热**

新生儿皮肤表面积大，脂肪层薄，体温极易受到外界环境变化的影响；新生儿的体温调节中枢发育不成熟，调节体温能力比较弱，因此，新生儿有时会出现发热。过高的体温容易使新生儿出现一系列表现，比如心跳增快、呼吸增快、烦躁不安、易哭闹、抽搐及脱水，严重者会引起脑损伤等。

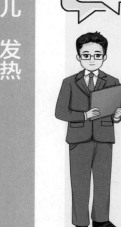

许多原因可引起新生儿发热，但并非所有发热都是由疾病因素所致。常见原因有以下几方面。

**1. 环境因素**　室温过高、包裹过多等。

**2. 新生儿脱水热**　常见于摄入量不足所致，表现为体温突然升高至 39~40℃。

**3. 感染**　常见原因如肺炎、上呼吸道感染、肺炎、肠炎及脑炎，表现为高热、反应差、可有感染病灶、末梢循环差、外周皮肤血管收缩、肢端发凉、核心温度与外周温度差增大等。

**4. 其他**　癫痫持续状态、药物作用、甲状腺功能亢进危象等均可引起新生儿发热，新生儿颅内出血可导致中枢性发热。

首先应明确导致新生儿发热的原因，针对病因进行处理。若环境温度过高，可适当降低室温或暖箱温度、移除热源、减少穿着；若由脱水引起，则及时补充水分；若由感染引起，应查明感染原因，积极进行抗感染治疗。

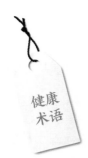

健康
术语

**新生儿发热：** 新生儿的正常核心温度（肛温）为 36.5~37.5℃，体表温度为 36.0~37.0℃。一般将新生儿的核心温度 >37.5℃ 定义为发热。

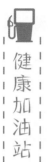

健康加油站

### 为什么新生儿发热时不能吃退热药

新生儿发热时对症治疗主要采取物理降温。由于新生儿体温调节功能不稳定，退热药易造成肝肾及胃肠道损伤，在部分新生儿可引起消化道出血，所以新生儿发热一般不用药物降温。

（李文梅　朱雪萍）

# 10. 新生儿出现**鼻塞**
## 要如何应对

鼻塞是新生儿出现的一种常见现象，有一过性的，也有持续时间长的，有鼻部本身的原因，也可见于某些全身疾病，有的甚至需要手术干预，因此，家长需要密切观察、注意鉴别。

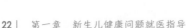

鼻塞主要表现为鼻通气障碍，是新生儿期的一种常见现象，引发鼻塞的主要原因有以下几种。

**1. 母亲激素因素** 生后不久的新生儿，由于从母体得到相对高水平的雌激素，容易引起鼻黏膜的超敏反应，导致腺体分泌过多及组织水肿，引起新生儿鼻塞。

**2. 环境温度** 由于新生儿体温调节中枢发育不完善，易受外界温度的影响，当外界温度较低时，新生儿特别容易出现鼻塞症状；新生儿的鼻腔狭小，鼻腔内黏膜娇嫩，易受寒冷空气刺激或外界病原体侵犯引起炎症，鼻腔内黏膜充血肿胀，分泌物明显增加，引起新生儿鼻塞。

**3. 感染因素** 各种细菌、病毒等引起的呼吸道感染。

**4. 呼吸道畸形** 如小鼻、先天性后鼻孔闭锁、唇裂伴鼻畸形及鼻泪管囊肿等。

**5. 局部肿物** 鼻咽部畸胎瘤、神经纤维瘤等，或先天性腺样体肥大。

**6. 其他** 如鼻部分泌物堵塞、鼻饲喂养、吸痰及持续气道正压通气等导致鼻黏膜损伤，也可能会引起鼻塞。

新生儿出现鼻塞时，根据原因进行相应的处理。若温度低，可加强保暖，用温热毛巾热敷；鼻塞重时可试着转变婴儿睡眠的体位，如侧卧，鼻塞可能会明显减轻，甚至消失；如果是鼻部分泌物堵塞引起，可用温纱布捂鼻（注意不要堵住鼻孔），或者棉签蘸温水清理鼻孔。若仍持续鼻塞，或缓解后反复鼻塞，除外感染后，还应注意呼吸道畸形，同时，无论任何原因，一旦新生儿出现吃奶差、烦躁、哭闹、呼吸不通畅或者呼吸急促等现象，都要及时到医院就诊。

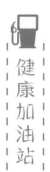

健康加油站

### 新生儿出现鼻塞是感冒了吗

新生儿发生感冒后，鼻部黏膜充血肿胀，容易导致鼻腔狭窄，会出现鼻塞，一般会同时伴有流涕、咳嗽，严重时会有吃奶差、呼吸困难等表现。但新生儿鼻塞不一定就是感冒，因为新生儿鼻腔相对较小，很容易发生鼻塞，引起鼻塞的原因较多，家长要注意鉴别。

（李文梅　朱雪萍）

# 11. 为什么新生儿会出现
# 呼吸不均匀

新生儿会出现呼吸不均匀，也叫周期性呼吸，与大脑发育不成熟有关系，表现为呼吸一段时间，然后突然停止，但这种停止时间一般

<15 秒，新生儿的面色、心率都正常。周期性呼吸在大多数早产儿和足月新生儿中属于正常现象，通常不需要临床干预。如果出现面色发青、心率下降、呼吸停止时间 >20 秒，就不属于正常现象，称为呼吸暂停，需要及时就诊。

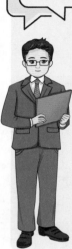

**专家说**

新生儿呼吸不均匀是一种正常的生理现象，其呼吸频率一般为每分钟 40~60 次，比年龄大一些的儿童呼吸频率快，在这样的呼吸频率下，呼吸可以出现节律不整，有时表现为忽快忽慢，但临床没有缺氧，也没有呼吸急促的表现，这种情况随着新生儿日龄的增加，呼吸节律会逐渐整齐。

如果出现呼吸不均匀伴随呼吸急促，也就是呼吸频率增快，此时要考虑肺部疾病，如果呼吸频率过慢，还要考虑到新生儿是否有呼吸暂停，出现此种病理现象要及时就医。

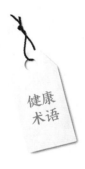

健康术语

**周期性呼吸：** 如果呼吸停止 5~10 秒后又出现呼吸，不伴有心率减慢、皮肤青紫等表现，称为周期性呼吸。周期性呼吸因呼吸停止时间短，故不影响气体交换，不会对新生儿产生影响。

**呼吸暂停：** 指呼吸停止 >20 秒，同时伴有心率减慢（每分钟 <100 次）和 / 或出现青紫、血氧饱和度降低等低氧血症表现，属病理状态，需要积极预防和及时处理。

## 新生儿呼吸不均匀需要干预吗

早产儿和足月儿都会出现呼吸不均匀的现象，是正常的呼吸变化。通常在出生后的前几周最明显，约在 6 月龄内逐渐消退。据统计约有 75% 的新生儿出现呼吸不均匀现象，这个比例随着婴儿年龄的增长逐渐减少。期间婴儿没有任何痛苦表现，没有任何面部颜色变化，整个过程很快消退，不需给予任何的干预。

（李文梅　朱雪萍）

# 12. 为什么新生儿会经常**吐奶**

新生儿吐奶非常常见，主要是由于新生儿的胃呈水平位，且胃的容积较小，胃上贲门部位的肌肉尚未发育完全，较为松弛，而胃下幽门处肌肉较为紧张，容易出现吐奶，这种往往是生理性吐奶。有些疾病也可引起吐奶，区分是生理性吐奶还是病理性吐奶至关重要。

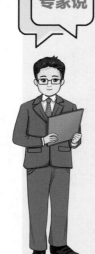

**专家说**

新生儿吐奶是一个比较普遍的现象，大多数情况下新生儿吐奶是生理性的，表现为新生儿吃完奶后从嘴角溢出较新鲜的奶汁，吐奶量较少，没有不适表现，无其他症状，生长发育良好，食欲、睡眠正常，这是生理性吐奶。当新生儿出现反复吐奶，吐奶量大，喷射性呕吐，尿量减少，体重增长缓慢甚至停滞，精神不佳，呕吐黄绿色、褐色或带血的呕吐物，血便等症状，或同时出现如发热、精神差、哭闹不安、腹泻等各种不适表现时需要警惕，这种情况吐奶比较剧烈，往往是病理性吐奶。

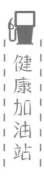

健康加油站

## 如何避免新生儿吐奶

对于配方奶喂养的新生儿，由于奶瓶与新生儿的接触角度不同于母亲的乳房，所以在喂奶过程中可能较母乳喂养会吞入更多空气，应选择适合新生儿吞咽及吸吮速度的奶嘴孔，奶嘴孔过大、出奶太快容易呛奶，奶嘴孔过小、吸奶费劲容易吞咽下过多空气。可以采取以下方法减少新生儿吐奶：在喂奶过程中适当拍背；喂完奶后，将新生儿竖抱 15~30 分钟，不要立即逗新生儿玩耍；每次喂奶时都尽量保证周围环境安静、母亲和婴儿状态平静；不平躺喂奶，尽可能以半卧位或竖抱着喂奶；掌握喂奶的时间，频率不要太高或者太低，也尽量不要在新生儿没有饥饿感或者极度饥饿前喂奶；每次喂奶量不宜过多，可少量多次；垫高新生儿的上半身，让新生儿仰卧睡觉，可以防止睡着后吐奶造成窒息。

（李文梅　朱雪萍）

# 13. 为什么新生儿容易出现

# 打嗝

新生儿打嗝是一种常见现象，很多新生儿都出现过，是多种原因引起的膈肌痉挛，是新生儿常见的一种生理现象，一般不需要特殊处理，在大约 3 月龄时膈神经发育趋于成熟，打嗝的现象就会逐渐减少。只有很少部分新生儿打嗝是病理性的，需要及时就医。

 **专家说**

一般情况下，新生儿打嗝是正常的生理现象，家长不必过度担心。新生儿打嗝主要和以下原因有关。

**1. 膈肌痉挛**　新生儿膈神经发育不成熟，兴奋性高，当受到轻微的外界刺激时，膈肌的运动不协调，会突然收缩，容易引发打嗝。

**2. 喂养不当**　新生儿因饥饿哭闹，进奶过急过快，或奶嘴不合适，吸入较多的空气导致胃胀气，压迫膈肌，引发打嗝。

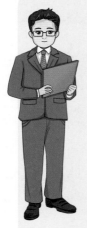

**3. 受凉** 进食的奶偏凉、护理不当，包括保暖不够、换尿布等导致胃部受凉，都会引起打嗝。同时，还要注意一些少见的病理性因素，如癫痫、脑膜炎、颅内肿瘤、纵隔肿瘤、先天性心脏病、胸膜炎及心包炎等。

如果新生儿出现打嗝，可以把新生儿竖立抱起，轻轻拍背，缓解打嗝的发生；如果是因为吃奶太急、太多或奶水太凉而引起的打嗝，先将新生儿抱起后轻轻刺激脚底，让新生儿哭一下，这样可以使膈肌收缩突然停止，从而停止打嗝；可以喂几口温水尝试是否可以终止打嗝；大一点的婴儿，可以用颜色鲜艳、会发出声音的玩具吸引，转移注意力而终止打嗝。如果频繁打嗝不止，同时伴随其他症状，如吸吮无力、喂奶困难或拒食、呛咳、呕吐、发热、反应差、呼吸急促、口唇青紫、多汗及生长发育差等表现时，可能为病理因素，及时就医。

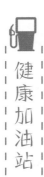

健康加油站

## 打嗝的预防方法

新生儿打嗝多为良性自限性现象，绝大多数短时间内会好，多以预防为主，尽量避免诱发因素。新生儿在啼哭剧烈时不宜喂奶，或避免哭闹后情绪不稳定的时候喂奶，注意正确的喂奶姿势、体位。母乳喂养的新生儿，如母乳很充足，进食时，可适当控制喂养速度，应避免乳汁流得过快，不让新生儿吃奶过急；人工喂养的新生儿，尽可能规律喂奶，奶量适当，吃奶时也要避免急、快，奶的温度适宜，避免过冷、过热。加强新生儿护理，注意腹部保暖，喂奶结束后可轻拍后背，促进胃内气体排出，喂奶 1 小时后可以轻柔按摩胸腹部；注意适度保暖，尤其是腹部保暖。

（张雨茜　冯晋兴）

# 14. 为什么新生儿会出现 四肢抖动

新生儿在睡眠、清醒、哭泣或者在声音、光线、温度变化时，出现手和脚短暂的、不协调的抖动，甚至全身猛地动一下，这是新生儿常见的不自主运动现象，绝大多数为生理性反应，可自行终止，并且随着年龄的增长可逐渐消失。部分抖动可能为病理性的，可能是新生儿惊厥，需要引起重视，立即到医院就诊。

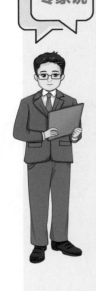

新生儿抖动，尤其新生儿四肢出现无意识的、短暂性的抖动，通常被称为惊跳，是新生儿期比较常见的现象，多数是生理性的，与新生儿中枢神经系统发育不完善、受刺激后容易引起兴奋"泛化"，及缺乏安全感有关。约 2/3 的健康新生儿在出生后的前 3 天都会出现这种情况，在低胎龄、低体重儿中更为常见。一般抖动持续时间短，数秒后可自行停止，家长可用手将新生儿抖动的肢体扶住，抖动即可停止，无须特殊处理，这种抖动对新生儿的大脑发育没有影响。随着年龄增长，新生儿大脑发育逐渐成熟，一般在生后 2~5 个月这种抖动现象就会减少甚至消失。而新生儿惊厥的肢体抖动形式多样化，抖动时间持续更长，多与缺氧、低血糖、电解质紊乱、颅内出血、败血症、癫痫、戒断综合征及遗传代谢病等病症有关，需积极寻找病因，对症治疗。

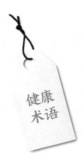

**新生儿生理性抖动：**指新生儿因寒冷、饥饿、光亮、噪声、情绪、震动以及改变体位等因素引起的短暂、不规则、粗大、震颤样的自发动作，多见于手足，也可见于踝部、膝部和下颌的抖动，多是由于新生儿神经系统发育不成熟导致，通常无须特殊治疗。

**新生儿惊厥：**指因某种原因导致大脑神经元突然大量异常放电，引起全身肌肉不自主收缩（强直性抽搐或局限性抽搐），伴或不伴意识障碍，反复抽搐可引起神经系统后遗症，需及时就诊。

健康加油站

### 新生儿抖动如何应对

新生儿神经系统发育不完善，如果受到外界包括冷空气、强光等刺激时，身体会出现颤抖、突然惊醒等反应，因此，日常需要避免这些刺激，注意保暖，保证光线适宜，开展袋鼠式皮肤接触，提供舒适、安静、温暖的睡眠环境等。若发现新生儿抖动时，可用手轻轻安抚抖动的肢体，双手扶住新生儿双肩或将新生儿双手交叉放在胸前，可以使新生儿安静下来。若抖动持续和／或加剧，应注意新生儿惊厥，可将新生儿侧身，注意清理口鼻分泌物，防止呕吐物或痰液堵塞气道引起窒息，并立即前往医院就诊。

（张雨茜　冯晋兴）

# 15. 新生儿**吐沫**就是**肺炎**吗

新生儿吐沫不一定是肺炎，可能是生理状态下的吐泡泡，不需要做特殊的处理。但如果是病理性因素，则需要查明病因进行相应处理。

吐沫 肺炎

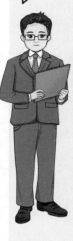

**专家说**

　　新生儿吐沫多由于新生儿唾液腺发育不成熟，唾液分泌较多，又无法自行控制吞咽，唾液就会在口腔中聚积，但新生儿口腔容量较小，通常在饥饿时，会更明显，呼吸道内的气体通过较多的口腔分泌物，就会出现吐沫的现象。此外，随着新生儿的长大，口腔的动作越来越多，孩子会通过舌头认识和感知世界，出现伸舌头、流口水、以吐沫为乐，这些现象随着新生儿吞咽功能的完善会自行消失。因此，如果新生儿只是单纯吐沫，精神状态好，而没有其他异常表现，不需要做特殊处理，也不必过于担心。但需要及时把口水擦拭干净，减少口水对皮肤长时间的刺激，避免发生口水疹。

　　如果新生儿吐沫，并伴有鼻塞、呛奶、吃奶量减少、反应差、呕吐、咳嗽、发热、呼吸增快及喉中痰鸣等情况时，应考虑新生儿肺炎可能；另外，有些疾病，如疱疹性咽炎、鹅口疮、口腔溃疡等，也会出现吐沫，如出现这些情况，则需及时就医。

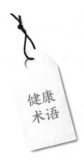

健康术语

**新生儿肺炎：** 包括新生儿吸入性肺炎和新生儿感染性肺炎。新生儿吸入性肺炎又可分为羊水吸入性、胎粪吸入性和乳汁吸入性。新生儿感染性肺炎是新生儿期最常见的感染性疾病，主要表现为吐沫、咳嗽、发热或低体温、吃奶差、反应差及呼吸增快等，重症患儿会出现呻吟、发绀、呼吸节律不整及呼吸困难等表现，需及时到医院就诊。

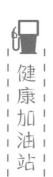

**吐沫的新生儿出现何种情况需要及时就医**

凡新生儿生后有吐沫、每次喂奶后均发生呕吐或呛咳、青紫等现象，母亲孕期有羊水过多史，应注意先天性食管 - 气管瘘或食管闭锁等可能；或者反复吐沫，伴有呼吸急促、咳嗽、发热、吃奶减少、反应差等，应注意肺炎等可能，均需立即找医生询问或救治。

（张雨茜　冯晋兴）

# 16. 为什么新生儿**睡觉**会**不安稳**

新生儿睡觉不安稳、不停扭动，多与其神经系统发育不完善、睡眠环境欠佳、喂养不当等生理性因素有关，但也需要注意病理性因素，如肠绞痛、维生素 D 缺乏等，需要积极对因治疗。

新生儿由于神经系统尚未发育完善，容易受到外界环境的刺激，出现哼唧、蹬腿、惊跳、小脸憋红、身体扭动、皱眉及抽泣等表现，对于这种睡觉不安稳

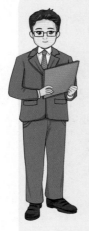

的情况，多与生理因素有关，应注意避免诱因，如保持室内安静及光线调暗、避免喂养不足或过多等，随着月龄的增加，这种现象会逐渐减少。

由于新生儿比较稚嫩，胃肠道还在发育阶段，如果一次性进食过多，容易引发消化不良，出现肠胀气、肠绞痛等，可以用飞机抱、喂奶后拍嗝、背巾包裹等方式缓解胀气。生长过快或未能按时补充维生素D，导致维生素D或钙元素的缺乏都会出现新生儿哼唧、扭动、频繁夜醒、睡眠不安等情况，需保证喂养量，按时补充维生素D。此外，新生儿感染肺炎、脐炎、皮炎等都会睡不安稳。如果新生儿烦躁、哭闹不止、精神不好且找不到原因，应及时到医院就诊，避免延误病情。

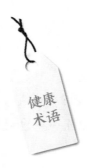

健康术语

**肠绞痛：** 肠绞痛是由于肠壁平滑肌阵发性剧烈收缩而引起的急性腹痛。据统计，大约有20%的新生儿会出现肠绞痛，一般从出生后2~4周开始，3~4月龄后会消失。主要表现为阵发性哭闹且难以安抚，常常发生在夜间，可持续数小时。婴儿肠绞痛发作时，可将婴儿竖抱头伏于肩上，轻拍背部排出胃内过多的气体，并用手轻轻抚摸婴儿腹部，也可用温水袋放置婴儿腹部使肠痉挛缓解（切勿过热致烫伤）。如婴儿腹胀较明显，必要时可用开塞露，应密切观察婴儿情况，如出现发热、脸色苍白、反复呕吐、便血等，应立即到医院就诊。

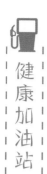

**新生儿如何补充维生素 D**

新生儿出生后 1 周内开始，每日补充维生素 D 400~800IU（10~20μg）；自出生 1 周开始，早产儿、低体重儿、多胎儿每日口服维生素 D 800IU（20μg）；3 月龄后改为每日口服维生素 D 400IU（10μg）。对于饮用早产儿配方奶粉的新生儿，可每日口服维生素 D 400IU。

（张雨茜　冯晋兴）

# 17. 为什么新生儿的**尿液**有时会**发红**

新生儿尿液有时呈红色，这种现象在临床常会见到，可以是正常的，也可能是异常的，要注意区分。

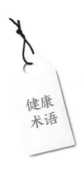

健康术语

**血尿：**通常为淡红色云雾状、洗肉水样或混有血凝块。肾脏出血时，尿与血混合均匀，尿呈暗红色；若为膀胱出血，则尿色鲜红，有时有血凝块。

**血红蛋白尿：**尿呈暗红色或酱油色，不混浊、无沉淀，镜检无或仅有少量红细胞。血红蛋白尿常由免疫性贫血等引发。

**肌红蛋白尿：**为粉红色或暗红色，多由肌肉组织广泛损伤、变性等引发，如新生儿有难产挤压史或窒息史等。

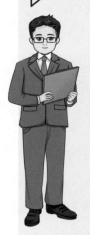

新生儿尿液呈红色可能为以下因素所致。

**1. 体内水分不足** 新生儿出生后，因体内水分丢失又未能及时补充足够的水分，会导致尿液浓缩，尿液里含有的尿酸盐结晶含量较多，从而导致尿液发红，这种情况尿常规常没有问题，可以适当喂温开水。

**2. 挤压或缺氧** 新生儿在出生时经过母亲产道挤压，对尿道造成机械性损伤，或存在窒息、缺氧，导致新生儿肾功能损伤时，均可能出现尿液呈红色。

**3. 尿路感染** 新生儿排尿、排便的尿片未能及时更换，可能会导致尿路受到感染，尿液中可含有白细胞和红细胞，尿液可能会呈红色。

**4. 药物作用** 新生儿服用某些药物（如利福平）时，也可导致尿液呈红色。通过尿常规检查，镜检未见红细胞即可鉴别。一般停药后即可恢复。

**5. 其他** 泌尿系统结石、肿瘤、血红蛋白尿、肌红蛋白尿等因素也会导致新生儿尿液呈红色。

因此，多种因素均会导致新生儿尿液呈红色，病因不同，对应的处理方法不相同，所以当家长发现新生儿尿液呈红色，一定要及时就医。

（张雨茜　冯晋兴）

# 18. 新生儿每天
## 排便多少次正常

　　由于新生儿消化系统的结构及功能发育尚不完善，新生儿排便的次数及性质也与正常儿童、成人不一样。新生儿每天排便多少次算正常，取决于新生儿喂养的方式。人工喂养的新生儿一般平均每天 1~3 次，母乳喂养的新生儿排便次数会多一些，可以是 2~4 次，有的甚至可达 7~8 次；一小部分新生儿可出现大便次数两三天 1 次，甚至 1 周 1 次，出现这种情况，如果新生儿吃奶正常，发育良好，无其他不适，也无须担心。

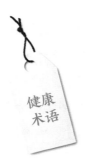

健康术语

**胎便：**由胎儿肠道分泌物、胆汁及咽下的羊水等组成，呈糊状、墨绿色。足月儿在生后 24 小时内排胎便，2~3 天排完。若生后 24 小时仍不排胎便，应排除肛门闭锁或其他消化道畸形。

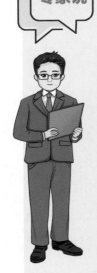

## 新生儿每天排便多少次正常

对不同喂养方式的新生儿而言会有不同。通常，母乳喂养的新生儿会比人工喂养的新生儿排便的次数多，正常情况下，母乳喂养的新生儿每天会有 3~4 次排便，有些可能会有 2~3 次，有的母乳喂养的新生儿排便次数每天可达 7~8 次，甚至更多，如果大便性状正常，新生儿一般情况好，精神反应、生长发育、体重增长等都正常的情况下，只需严密观察，一般随着日龄的增加，会逐渐减少。而人工喂养的新生儿，因奶粉与母乳的成分有些差别，尤其是酪蛋白的比例较高，因此大便相对比较干结，正常情况下每天排便 1~3 次，但因为每个新生儿对配方奶吸收情况的不同，也有新生儿可能会隔 1~2 天排便 1 次。此外，一些人工喂养的新生儿可能会出现便秘情况，这可能与新生儿胃肠道的蠕动较慢、喂养不足或吸收欠佳等因素有关，可以尝试通过增加喂养量、按摩腹部或使用软化大便的药物等处理；纯母乳喂养的新生儿很少出现便秘的情况。如果新生儿的排便次数增多至每天十几次，尤其是突然增多时，须警惕新生儿消化系统疾病，注意观察大便性状，有无伴随腹痛（哭闹）、血便等症状，需及时到医院就诊。

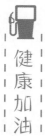

健康加油站

# 新生儿大便的性状

　　新生儿出生后的 24 小时内排出的胎便一般呈糊状、墨绿色，无臭味。2~3 天排完胎便后，大便的性状就会因喂养方式不同而不同，如果新生儿是配方奶喂养，大便呈淡黄色，偏干。如果是母乳喂养，大便会比配方奶喂养的新生儿的大便显得更黄，性状偏稀。

（张雨茜　冯晋兴）

三

# 新生儿
# 常见疾病

# 19. 为什么新生儿也会患
# 乳腺炎

　　乳腺炎好发于哺乳期女性，为什么也会发生于新生儿？这是由于新生儿免疫力低、受母体激素水平影响以及家长不正确的护理和操作（比如挤压新生儿乳头），均可导致局部皮肤软组织损伤、细菌侵入，出现新生儿乳腺炎。

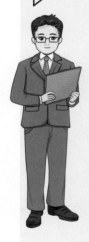

**专家说**

　　乳腺炎是新生儿期发生的乳腺急性化脓性感染，临床上并不少见，可单侧或双侧发病，一般以单侧多见。主要是由于新生儿免疫系统尚未发育完全，免疫力弱，对外界细菌的抵抗力弱；新生儿皮肤比较娇嫩，乳头乳晕更为脆弱，如果日常护理不注意，易造成皮肤破损引起细菌感染，出现新生儿乳腺炎；同时，新生儿受到母体激素的影响，可能会出现乳房肿大、分泌"乳汁"的情况，这是一种正常的生理现象，但有的家长会对女婴乳房进行挤压，认为挤出乳房中的小硬物，可以帮助其成年后哺乳，这是非常错误的认知，这种做法反而容易导致局部皮肤软组织损伤、细菌侵入，从而引起新生儿乳腺炎的发生。新生儿乳腺炎的主要表现是乳房红肿，触摸时有发热感，新生儿因疼痛而哭闹。有些新生儿会出现发热、拒乳、呕吐等感染中毒表现，也可能发生新生儿败血症。一旦出现乳腺炎，必须积极处理。

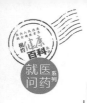

 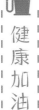
### 健康加油站

**如何应对新生儿乳腺炎**

　　预防新生儿乳腺炎并不困难，平时给新生儿洗澡要轻柔，切勿挤压或者用力擦洗婴儿皮肤，尤其是乳房乳晕。如果发生乳房红肿，早期可在家用 0.5% 的活力碘小心涂抹，若条件允许可局部涂抹用于抗感染的药物（如莫匹罗星软膏）。若红肿范围扩大、新生儿体温升高或出现吃奶差、精神反应弱等表现，则建议及时前往正规医院就诊，积极诊治。

（陈　瑛　王亚娟）

# 20. 为什么母婴血型不合不一定会发生**新生儿溶血病**

　　新生儿溶血病指母婴血型不合引起的新生儿同种免疫性溶血，至今发现的人类 26 个血型系统中，以 ABO 血型不合引起的新生儿溶血病最为常见，其次为 Rh 血型系统。其他如 MN、Kell-Cellano、Duffy、Kidd 等血型系统不合引起的溶血病极为少见。由于新生儿溶血病的发病机制比较复杂，其发生与多种因素有关，包括母婴血型不合、胎儿红细胞表面抗原、母体的免疫反应能力等，因此即使存在母婴血型不合，也不一定发生新生儿溶血病。

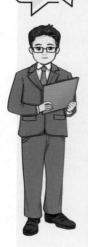

专家说

　　新生儿溶血病是由于母婴血型不合，导致母亲与胎儿之间产生抗原抗体反应，造成胎儿/新生儿红细胞被破坏，引起的同族免疫性溶血。母婴血型不合主要指 ABO 系统和 Rh 系统，以 ABO 血型不合最常见。ABO 血型不合的溶血病主要发生在母亲血型为 O 型而胎儿/新生儿为 A 型或 B 型的情况下，但仅有 1/5 的新生儿发生 ABO 溶血病。其原因包括：①胎儿红细胞抗原性的强弱不同，导致抗体产生量的多少各异；②血浆及组织中存在的 A 和 B 血型物质，可与来自母体的抗体结合，使血中抗体减少。对于 Rh 系统血型不合，由于 Rh 抗原仅存在于人和恒河猴的红细胞上，致敏需人类红细胞，故 Rh 溶血病一般很少发生在未输过血的母亲的首次妊娠中；并且即使母婴存在抗原性最强的 RhD 血型不合，也仅有 1/20 的发病率，主要由于母亲对胎儿红细胞 Rh 抗原的敏感性不同。因此，母婴血型不合的新生儿不一定会发生溶血病。

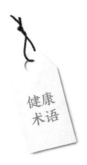

健康术语

　　**母婴血型不合：** 胎儿的血型是由父母双方决定的。如果胎儿从父亲遗传来的血型抗原是母亲所没有的，胎儿红细胞进入母体后，母亲体内产生与胎儿血型抗原不配的血型抗体，这就是母婴血型不合。

　　**新生儿溶血病：** 由于母婴血型不合引起的胎儿或新生儿同族免疫性溶血性疾病，临床以胎儿/新生儿水肿、黄疸及贫血为主要表现。其中 ABO 血型不合是引起新生儿溶血病最常见的原因，其次是 Rh 血型不合。

（陈　瑛　王亚娟）

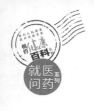

# 21. 为什么有些新生儿出现
# 黄疸时需要照蓝光

关键词

黄疸　蓝光

黄疸是新生儿时期最常见的症状，是由于各种原因引起胆红素在体内堆积，导致皮肤、巩膜等部位出现黄染的一种现象。绝大部分黄疸为生理性，可自行消退，仅少数为病理性，需要进行蓝光治疗，甚至换血治疗。

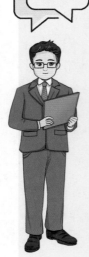

**专家说**

新生儿黄疸的原因是血清中胆红素浓度过高，在体内积聚到一定水平之后造成了皮肤、巩膜黄染的一种现象，50%~60% 的足月儿和 80% 的早产儿可出现黄疸，有生理性黄疸和病理性黄疸之分。生理性黄疸是一种正常的生理现象，可自行消退，不需要治疗，严密观察即可。病理性黄疸中只有胆红素达到一定程度才需要照蓝光。

新生儿黄疸采用蓝光治疗是非常简单而又有效的治疗方法之一。治疗机理是胆红素的吸收光带在 400~500nm，蓝光的波长恰好在 425~475nm，通过蓝光照射，能使血清中的脂溶性非结合胆红素转变成水溶性的异构体，经胆汁和尿液排出，从而降低胆红素水平。需要注意的是，照蓝光本身是"治标不治本"的方法，一定要在照蓝光的同时，积极寻找引起黄疸的原因是什么，必要的时候对因治疗，这样才能彻底消退黄疸。

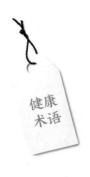
健康
术语

**新生儿生理性黄疸：**是指新生儿时期，由于胆红素代谢的生理特点，引起新生儿血中胆红素水平升高，出现以皮肤、巩膜黄染为特征的一种现象，一般在出生后 2~3 天出现，4~5 天达高峰，7~10 天消退，足月儿不超过 2 周，早产儿可延迟到 3 周，最迟不超过 4 周消退。在此期间新生儿一般情况好，吃奶、精神反应、睡眠均正常。生理性黄疸是一种正常的生理现象。

**新生儿病理性黄疸：**若新生儿在生后 24 小时内即出现黄疸，每日血清胆红素升高超过 85.5μmol/L（5mg/dL）或每小时超过 8.55μmol/L（0.5mg/dL）；黄疸持续时间长，足月儿超过 2 周、早产儿超过 4 周仍不退，或消退后重复出现，均为病理性黄疸。

**新生儿高胆红素血症：**对于胎龄 ≥ 35 周的新生儿，当胆红素水平超过新生儿小时胆红素列线图的第 95 百分位时，即为高胆红素血症。

（陈　瑛　王亚娟）

# 22. 为什么有些新生儿**高胆红素血症**需要换血治疗

高胆红素血症是新生儿期常见的疾病之一，当胆红素浓度超过一定水平时，就可能会对大脑造成损害，这时通过换血疗法可以快速降低血中胆红素水平，从而避免胆红素对大脑造成的永久性损害。

**专家说**

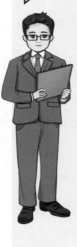

关键词

高胆红素血症 换血疗法

大多数新生儿高胆红素血症可以通过及时、有效的光疗得到很好的控制，但对于异常严重、进展迅速、光疗效果欠佳或失败，特别是存在同族免疫性溶血等情况造成的严重黄疸，通过光疗不能迅速将胆红素降至安全范围，这时候可能就需要更为积极的处理方式——换血疗法。当然，换血疗法是有指征的，包括：①产前诊断基本明确而新生儿出生时脐带血血红蛋白低于120g/L，伴水肿、肝脾肿大、心力衰竭者；②血清总胆红素超过342μmol/L（20mg/dL），且主要是非结合胆红素者；③凡有早期胆红素脑病表现者，不论血清总胆红素浓度高低都应考虑换血；④早产儿或前一胎病情严重者，需适当放宽换血指征。换血治疗的主要目的是降低血清胆红素，防止胆红素脑病的发生。总之，医生会根据新生儿的临床情况决定是否需要进行换血治疗。

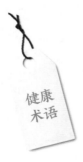

健康术语

**胆红素脑病：** 新生儿由于血清非结合胆红素水平过高或因各种高危因素导致血脑屏障通透性增加，使血清胆红素透过血脑屏障，沉积于基底神经核、丘脑、丘脑下核等部位，胆红素的毒性作用导致的急性脑损伤称急性胆红素脑病；而胆红素的毒性作用导致的慢性和永久性脑损伤称之为核黄疸。任何原因引起的非结合胆红素持续升高，均可导致本病。防止发生新生儿高胆红素血症是预防胆红素脑病的关键。

健康加油站

**换血疗法中患儿需要经历怎么样的过程**

换血疗法涉及换血前的准备、换血量的计算、换血血源的选择、换血血管动静脉通道的建立、换血前中后相关指标的监测等。换血前准备完成后，就可以开始换血，一边从静脉端输入选择好的成人血液，同时一边从动脉端放出等量的患儿血液，并严密监测患儿的生命体征，用健康的成人血浆将胆红素含量高的患儿血置换出来，达到降低胆红素的目的。实际操作更加复杂，医护人员会做出适合患儿的最佳操作。

（陈　瑛　王亚娟）

# 23. 为什么新生儿出现**母乳性黄疸**时需要停几天母乳

母乳性黄疸通常发生于纯母乳或母乳喂养为主的新生儿，对新生儿的健康影响较小，一般无须治疗，仅在胆红素超出标准时给予干预。

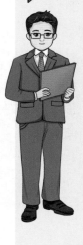

关键词

母乳性黄疸 胆红素

母乳性黄疸分为早发型（母乳喂养不足性黄疸）和迟发型（母乳性黄疸）。通常所称的母乳性黄疸一般是指迟发型，其发生常常与新生儿胆红素代谢的肠肝循环增加有关。母乳喂养的新生儿肠道内的葡糖醛酸糖苷酶含量多、活性高，可催化结合胆红素变成非结合胆红素，被肠道重吸收增加，使血中胆红素水平增高，即出现母乳性黄疸。母乳喂养的新生儿胆红素峰值后移，常在出生后 7~14 天出现，2~3 周达到高峰，4~12 周后消退，有的可能持续更长时间。婴儿除黄疸外，一般状态良好，体重增加良好，大便和尿的量和颜色正常，体格检查无异常发现；高胆红素水平以间接胆红素为主，多在 15mg/dL（256.5μmol/L）以下；大多不需要特殊处理，一般随着日龄的增加可以自然消退，即使未能完全消退也不影响预防接种。若停止母乳喂养 3~5 天，总胆红素可下降 30%~50%，再恢复母乳喂养，总胆红素可轻度上升，但不会比以前高。对于母乳性黄疸是否需要停母乳，以前的观点，医生会建议暂停母乳喂养，换成配方奶，让新生儿体内的总胆红素水平下降，有助于减轻黄疸症状，但目前的观点不再推荐中断母乳喂养 3 天作为诊断母乳性黄疸方法，因为这种方法的敏感性和特异性均较低，但是如果婴儿黄疸程度重、进展加快，或出现精神不好、不爱吃奶，应及时到医院就诊。而早发型母乳性黄疸则不同，一般是由于单纯母乳喂养的新生儿母乳摄入不足所致，治疗时反而要通过增加喂养的频率和喂养量等来确保摄入，增加排便，帮助婴儿更好地排出体内的胆红素，减轻黄疸。

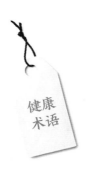

**母乳性黄疸（早发型）：** 即母乳喂养不足性黄疸。出现以下情况考虑新生儿早期母乳量摄入不足：新生儿生理性体重下降超过出生体重的 10%，出生后 7 天仍未恢复至出生体重，或日后每日平均体重增长不足 30g；胎便排出延迟，或日后排便过少；生后 3 天内尿 4~6 次，3 天后少于 10 次。若是母乳喂养不足性黄疸，需增加喂养的频率、喂养量，从而减轻黄疸。

（陈　瑛　王亚娟）

# 24. 为什么有些新生儿容易发生

# 低血糖

低血糖是新生儿期的常见疾病，多发生于早产儿、足月小于胎龄儿、糖尿病母亲所生新生儿及有新生儿窒息、感染、硬肿症等的新生儿，主要是由于糖原贮备不足、葡萄糖消耗增加、热卡摄入不足、高胰岛素血症等导致。

引起新生儿发生低血糖的原因较多，主要包括以下几种。

**1. 糖原储备不足**　早产儿、小于胎龄儿和双胎中体重轻者肝糖原贮存少，出生后若延迟喂奶或摄入不足就容易发生低血糖。

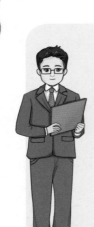

**2. 葡萄糖消耗增加** 应激及严重疾病，如寒冷、创伤、窒息、呼吸窘迫及严重感染等，可使患儿体内儿茶酚胺分泌增多，刺激肝糖原分解增加，无氧性糖酵解会消耗这些新生儿的糖原储存，因而容易并发低血糖。

**3. 胰岛素水平高** 当母亲患有糖尿病时，母体血糖水平升高，胎儿暴露于高血糖中，胎儿胰岛细胞代偿性增加，胰岛素增加。当切断脐带时，母体葡萄糖向新生儿的输注立即中断，而新生儿可能需要数小时甚至数天来减少其胰岛素的产生，从而出现短暂的高胰岛素血症，导致新生儿暂时性低血糖。而持续难以纠正的低血糖，多见于胰岛细胞增生症、胰岛细胞腺瘤、贝-维综合征等特殊疾病。

**4. 内分泌及代谢性疾病** 如半乳糖血症、糖原贮积症、先天性果糖不耐受等，可出现新生儿低血糖。其他如脑垂体、甲状腺及肾上腺等先天功能不全也可以影响患儿血糖含量。由此可见，引起新生儿发生低血糖的原因较多，由于低血糖可能引起患儿脑损伤，因此一定要引起重视，及时治疗并查找病因。

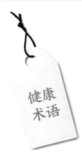

**新生儿低血糖：** 新生儿低血糖的界限尚存争议，目前主张不论胎龄和日龄，血糖浓度 <2.2mmol/L 即可诊断新生儿低血糖，而 <2.6mmol/L 为临床需要处理的界限值。

**高胰岛素血症：**分为暂时性的高胰岛素血症和持续性高胰岛素血症。暂时性高胰岛素血症最常发生在糖尿病母亲所生婴儿。而持续性高胰岛素血症主要发生于患有胰岛细胞增生症、胰岛细胞腺瘤、贝 - 维综合征（特征是体重大，舌大，脐疝和某些急性伴有高胰岛素血症）等疾病的患儿，可能导致持续难以纠正的低血糖。

健康加油站

## 如何及时发现新生儿出现低血糖

新生儿低血糖常缺乏典型的临床表现，其表现常为非特异性的，主要表现包括反应低下、苍白、阵发性青紫、呼吸暂停、震颤、多汗、气促、容易哭闹、间歇性抽动及喂养困难等。对于临床怀疑存在低血糖症的新生儿需行血糖检测确诊。由于新生儿低血糖的表现无特征性，甚至可能无症状，并且血糖水平越低、持续时间越长，越容易造成中枢神经系统永久性的不可逆损伤，因此，对于存在高危因素的新生儿都需要进行规范的血糖监测，早发现和早处理至关重要。当新生儿血糖水平低时，应及早开奶；当出现低血糖症状时，需要静脉输注葡萄糖；同时，积极查找病因采取针对性治疗，以减少低血糖给新生儿造成的损伤。

（陈　瑛　王亚娟）

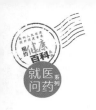

# 25. 为什么新生男婴出现
# 泌尿道感染更应引起关注

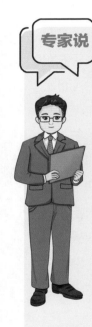
泌尿道感染在新生儿中并不少见，尤其男婴更多见，多因发热就诊。如诊治不及时会造成比较严重的后果。因此，一旦新生儿发热，家长应该尽快带新生儿就医，完善血、尿常规及尿培养等检查并及时治疗。

**专家说**

泌尿道感染是指致病菌侵入泌尿道后引起的感染，是新生儿常见的感染性疾病。在门急诊发热的新生儿中，10%~20% 是由于泌尿道感染所致，常与自身泌尿道结构或功能先天性异常有关，也可继发于全身细菌感染。其中男性发病率约占 3/4，可能因为男性泌尿道先天结构异常的发生率较高，故更应引起关注。

新生儿泌尿道感染表现没有特异性，常出现发热、黄疸、呕吐、稀便、喂养困难、嗜睡及易激惹等情况。早产儿还会出现呼吸暂停、心动过缓、腹胀、氧饱和度下降等危险表现。就诊过程中，完善血、尿常规和尿培养等检查是必须的。家长可以提前准备好新生儿的尿液带到医院进行检查。一旦发现尿常规异常就需尽快行泌尿系统 B 超检查以明确是否存在先天结构异常。针对泌尿道感染的检查不止于此，新生儿免疫功能相对较弱，感染后很容易进展成败血症，有 1%~3% 的新生儿感染还会同时发生细菌性脑膜炎，因此必要时还要进行脑脊液检查。

新生儿泌尿道感染诊断明确后应尽快使用抗生素，疗程一般为 10~14 天。如果新生儿有泌尿系统先天异常，往往治疗效果不好或者容易复发，故其疗程会相应延长并需长期随访，必要时还应进行小儿泌尿外科评估，择期手术治疗。

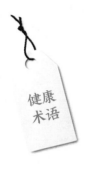

健康术语

**新生儿泌尿系统畸形：**在产前诊断的所有畸形中，泌尿系统畸形约占 20%~30%，相对比较常见。病变可以是双侧或单侧。有的新生儿可以同时存在多种畸形或者同时存在泌尿系统以外其他畸形。常见的泌尿系统畸形包括：肾不发育或发育不良、多囊肾、肾积水、脐尿管瘘等，其中男性发生肾不发育和肾积水的比例分别是女性的 1.7 倍和 2 倍。一旦怀疑泌尿系统先天畸形则需要及时到泌尿外科就诊。

（李铁耕）

# 26. 为什么新生儿出现**甲状腺功能异常**要密切关注

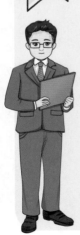

甲状腺功能异常如不及时诊治会严重影响正常生长发育和智力发育。甲状腺功能异常包括甲状腺功能亢进和减退两种情况，在新生儿期，前者发病率约为 1/50 000，后者为 1/4 000~1/2 000，因此先天性甲状腺功能减退症在新生儿期更常见，有研究表明其发病率似乎还有增加的趋势。我国新生儿筛查中的促甲状腺激素就是筛查先天性甲状腺功能异常性疾病的针对性检查。因这类疾病在引起新生儿智力障碍性疾病中最常见，且可防、可治，故及时诊治可降低致残率。

**专家说**

**先天性甲状腺功能减退**

先天性甲状腺功能减退症是指因甲状腺胚胎发育缺陷或甲状腺激素合成缺陷导致的一组疾病总称，可造成永久性甲状腺功能异常。前者多为散发，后者多为常染色体隐性遗传。此外还有很多因素可造成新生儿一过性甲状腺功能减退：如母亲孕期有过甲状腺疾病、自身免疫性疾病或服用某些药物等；新生儿自身因素如过量碘暴露、较大肝血管瘤、重大疾病打击等。

绝大多数先天性甲状腺功能减退症患儿出生时只有极轻微异常表现，不易发现，如不及时治疗就会逐渐出现嗜睡、哭声嘶哑、喂养困难、便秘、面部虚肿和／或面容粗陋、巨舌、脐疝、肌张力低、低体温和迁延性黄疸等情况。

筛查后怀疑异常的新生儿应尽快到新生儿内科或内分泌科就诊，对甲状腺功能做全面评估并完善甲状腺 B 超，以进一步明确诊断。及时诊治是确保新生儿正常生长和拥有正常神经发育结局的关键。治疗常用药物是口服左甲状腺素，从开始治疗到终身治疗或中途是否减停药物都必须在专业医生的指导下进行。

## 健康加油站

## 早产儿甲状腺功能减退

与足月儿相比，早产儿更容易出现甲状腺功能减退，也更容易在初始新生儿甲状腺功能减退症筛查中出现假阳性和假阴性结果。这是因为早产儿的很多非甲状腺问题会造成甲状腺激素水平波动，家长不必过于担心，这需要更专业的新生儿科专家和内分泌科专家进行判断。及时、精准治疗对于早产儿的顺利成长是十分重要的，同时需要较长时间的专业随访和监测。

（李铁耕）

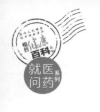

# 27. 新生儿脸上长**小红点**
## 是怎么回事

**关键词**

**面部 皮疹**

新生儿的脸上经常会出现各种红点、红包、红斑等皮疹，有的时隐时现，有的固定不变，有的出生时就存在并有加重趋势。那么，这些皮疹到底是什么呢？

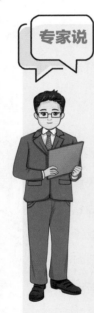

**专家说**

新生儿脸上的红色皮疹种类较多，常见有湿疹、痱子、脓疱疹、蚊虫叮咬、新生儿红斑、血管瘤等多种类型。常见的原因与年龄、遗传、内分泌障碍、维生素缺乏、感染、护理因素及环境因素等多种因素有关。

皮疹常见的表现有痒、痛、烧灼、蚁行和麻木感等，这些表现可使新生儿哭闹不安。皮疹常见的形态包括斑疹、丘疹、水疱、脓疱、风团、结节、鳞屑、痂、糜烂和溃疡等，很多为非特异性表现，会使家长很难确定皮疹的真正原因。日常生活中要注意脸部的卫生，避免搔抓、热水烫伤等意外情况的发生，要多注意观察，及早预防、及早发现、及早诊治，以免进一步引起皮疹加重甚至发生严重感染。

皮疹的治疗有的仅局限于局部用药，有的因为是全身性疾病的局部表现则需要根据具体疾病进行全身整体治疗。具体治疗比较复杂，如果家长没有用药经验，切勿自行使用各种外用药物，以免使病情加重，给新生儿带来危害。

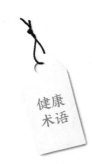

健康术语

**新生儿毒性红斑：** 30%~70% 的新生儿可发病。多数在出生后 4 天内起病，少数出生时即可发生，最迟约在出生后 2 周发病。主要表现为多发性红色斑疹、丘疹和脓疱，可发生于任何部位，但以肩、背、臀部多见，可在数小时内消退或反复发生，经 1 周或 10 天左右可完全消退。属自限性疾病，无须治疗。

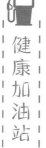

健康加油站

## 新生儿皮疹的居家护理

新生儿皮疹的原因复杂多样，如果皮疹性质不明，切勿随便用药。可每日用清水清洗，避免使用外源性油脂和洗剂。如果皮疹时隐时现，一般状况良好，则无须处理，只要保持患处干爽、卫生即可。如果皮疹始终存在，或有渗出、溃破、脓头等感染倾向，或有加重增大趋势，则应尽快到皮肤科就诊，以免延误治疗。

（李铁耕）

# 28. 新生儿**头上**长个**大包**
## 是怎么回事

新生儿常常会有头顶"长包"的情况，而似乎无任何不适感。如果"包"的体积非常大不仅会严重影响新生儿的颜值，同时还会有生

命危险。这些"头顶大包"看似没差别，实际上可能已经发生了头皮水肿或头颅血肿，严重时可能会发生帽状腱膜下血肿。

头颅 水肿 血肿

**专家说**

1. **新生儿头皮水肿** 头皮水肿是最常见的产时头皮软组织损伤（骨膜外），又称为产瘤或先锋头。常发生于头先露的情况，是阴道分娩时压迫头部软组织造成局部皮肤挫伤肿胀而形成。表现为顶枕部弥漫性头皮与皮下组织肿胀，边界不清，无波动感，呈凹陷性水肿，范围常跨越颅顶中线与骨缝，局部可伴有皮肤瘀点瘀斑，一般数日后消退，不需特殊处理。

2. **新生儿头颅血肿** 头颅血肿多由分娩时损伤引起的骨膜下血管破裂导致血液积聚，故血肿边缘清晰，不超过骨缝，有囊样感。也是最常见的产伤之一。常伴发于胎头吸引、产前助产和臀位产。由于骨膜下空间局限所以不会大量出血危及生命。80%以上新生儿3~4周会自然吸收，无须特殊处理。少数较大的血肿可能出现机化、钙化、最终演变为骨组织，影响美观，需要神经外科行针吸术将血抽出加压包扎后逐步恢复。另外还有两个问题需要特别关注，一是血肿内部的血细胞破坏会加重黄疸，二是血肿护理不当容易破损继发感染。

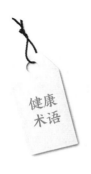

**帽状腱膜下血肿：**是分娩中机械因素所致的发生于骨膜与头皮腱膜之间的血管破裂，由于两者之间结缔组织疏松，所以局部出血量会比较大并且不易止血。生后数小时至数天还可继续出血，还可并发颅骨骨折等损伤。血肿表现较为弥散，轻者肿块不明显，仅表现为头围较正常增大，头颅肿胀，有波动感，界限不清，无须特殊治疗。重症出血量大时可导致严重贫血、失血性休克甚至死亡。应积极输血、抗休克、外科加压包扎止血或进行手术清创。

（李铁耕）

# 29. 新生儿患**缺氧缺血性脑病**会影响智力吗

新生儿缺氧缺血性脑病是指围生期缺氧导致的脑损害，可表现为一系列脑病症状，部分可留有不同程度的神经系统后遗症，其中包括智力障碍。该病需要在生后及时进行全面评估诊治，并尽早进行康复训练、监测随访以降低致残率。

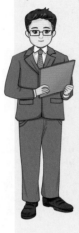

专家说

　　缺氧缺血性脑病是引起新生儿期中枢神经系统功能障碍的最主要病因。各种原因导致的脑缺氧是发病的核心，其中围生期窒息最常见。另外，生后因肺部和心脏疾病、重度贫血等多种原因引起的持续全身低氧状态也可继发本病。

　　缺氧缺血性脑病的脑损伤范围比较广泛，形式多样，需经过头颅磁共振检查定位、脑电图检查受损神经传导情况、临床表现等综合评估脑损伤程度。临床表现为易激惹、嗜睡、呼吸困难、喂养困难、肌张力低下、姿势异常、惊厥发作等。其中惊厥常发生在出生后 12~24 小时，脑水肿则常发生在出生后 36~72 小时，均需要紧急处理。

　　根据临床表现、是否有惊厥发作以及病程长短和预后等情况，可将缺氧缺血性脑病分为轻、中、重度，不同分度临床处理原则不同。待病情稳定后，需进行新生儿以及后续神经运动发育评估，并根据其具体情况尽早进行康复训练，有利于促进脑功能恢复，减少后遗症发生。轻度脑病几乎不用特殊处理，一般预后良好。新生儿患缺氧缺血性脑病，家长一定要积极配合医生做好危重期的诊治工作。恢复期也需要通过学习婴儿抚触等技能亲自为患儿做日常康复训练。

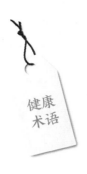

**围生期窒息：**围生期是指围绕新生儿出生的一段时期，即胎龄满 28 周以后到出生 1 周以内这段时间。围生期窒息是指围生期缺氧，即缺氧可发生在出生前、出生时和出生后。缺氧发生的时间不同，持续时间长短不同，导致患儿的病情进展和预后均不相同。

（李铁耕）

关键词

卵圆孔未闭　心脏病

# 30. 新生儿出现**卵圆孔未闭合**就是患**心脏病**吗

新生儿卵圆孔未闭属于正常生理发育过程，大多数无症状，部分新生儿在剧烈哭闹时会出现一过性口周青紫或听诊有轻度杂音。卵圆孔从生后功能性关闭到解剖学闭合需要近 1 年的时间，其对正常生长发育没有影响。

卵圆孔位于房间隔上，后者是由继发隔和原发隔两层隔膜贴合组成，其中继发隔形成孔洞称为卵圆孔（图中蓝色部分），原发隔形成活瓣样结构盖在卵圆孔上（图中红色部分）。"卵圆孔功能性关闭"是指随着新生儿出生时第一声啼哭，左心房内压力升高，瓣膜结构紧贴在继发隔上，使卵圆孔临时关闭，故新生儿卵圆孔未闭大部分属于正常生理现象。随着心脏进一

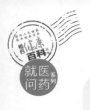

步发育，两个隔膜紧贴并逐渐融合成一个完整而永不开放的隔，即称"卵圆孔解剖学关闭"。在生后 1 年内复查心脏彩超，绝大部分可最终获得解剖学关闭。

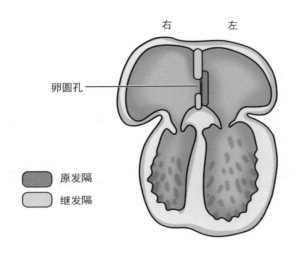

卵圆孔结构示意图

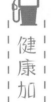

## 新生儿先天性心脏病的筛查

先天性心脏病的发生率约为 1%，其中重症约占 1/4，是导致婴儿和新生儿死亡的主要原因。目前我国已经形成一系列成熟的先天性心脏病筛查方法，包括：母亲产前超声诊断、新生儿听诊是否有心脏杂音以及经皮血氧饱和度的测量，一旦发现异常，则进一步进行心脏彩超检查，以明确诊断。近几年我国已将先心病筛查纳入新生儿生后筛查必备项目。

（李铁耕）

四

# 早产儿
# 常见健康问题

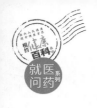

# 31. 为什么早产儿要
# 监测听觉

先天性耳聋是新生儿常见的出生缺陷，是导致言语和语言发育障碍的常见病因之一。由于早产儿听觉器官及中枢神经系统发育尚未完善，各种先天及后天因素更易造成听觉损伤。新生儿听觉筛查是通过对所有出生后的新生儿，进行自动听性脑干反应、耳声发射和声导抗等检测，实现"早发现、早诊断、早干预"。

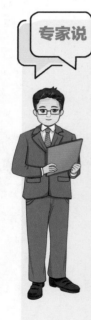

专家说

**1. 新生儿听觉筛查的流程**

（1）初筛：即新生儿出生后 48 小时至 5 天住院期间的听觉筛查。

（2）复筛：即出生 42 天内，初筛没通过、初筛可疑或虽然初筛通过但属于听觉损失高危儿，需要进行听觉复筛。

（3）未通过复筛：在 3 月龄接受听觉学和医学评估，保证在 6 月龄内确诊是否有先天性或永久性听觉损失，以便进行早期干预。

新生儿听觉筛查遵循的"1-3-6 月"原则指的是筛查时间为 1 月龄内，确诊时间为 3 月龄内，干预时间为 6 月龄内。

**2. 听觉初筛未通过是否说明存在听觉异常**　当周围环境噪声过大、新生儿非安静状态下或者新生儿耳朵里有羊水或胎脂尚未被吸收时，可能会导致听觉筛查未通过。若新生儿听觉初筛未通过，建议在出生 42 天行听觉复筛，若复筛仍未通过，则需在 3 月龄行听觉诊断。

**3. 永久性听觉损失的婴幼儿应该如何干预**　需在新生儿 6 月龄前采取积极的干预措施，包括康复训练、佩戴助听器等。若使用助听器 3~6 个月依然无明显效果，需在 10 月龄左右评估是否可以行人工耳蜗植入手术。

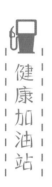

健康加油站

## 新生儿中哪些属于听觉障碍高危患儿

（1）早产或低体重儿。

（2）出生时伴有外耳道和耳廓等先天性发育畸形。

（3）生后合并窒息复苏史或重症高胆红素血症。

（4）母亲怀孕期间吸烟、酗酒或使用过耳毒性药物。

（5）父母双方有家族性耳聋病史等。

（徐豆豆　王　杨）

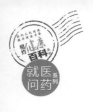

# 32. 为什么**早产儿**容易发生 **低体温**

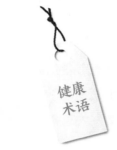

**健康术语**

**新生儿低温症:**
指新生儿的核心温度（肛温）低于35℃。

早产儿体温调节中枢发育尚未成熟，产热和散热功能易失衡，体温调节功能弱。此外，早产儿棕色脂肪少，产热能力差且皮肤菲薄、皮下脂肪少，散热相对较多，因而易发生低体温。体重越低、胎龄越小，低体温的发生率越高。

**专家说**

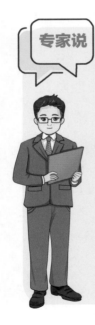

低体温时，新生儿可出现四肢或全身冰凉、嗜睡、少哭、少动、反应低下、拒乳等表现，严重时甚至会出现皮肤硬肿及全身多器官功能损害，表现为内环境紊乱、呼吸暂停、肺出血及休克等，甚至可能引发死亡。

新生儿正常的核心温度（肛温）为36.5~37.5℃。依据核心温度不同，将早产儿低体温分为3级，轻度为36~36.4℃；中度为32~35.9℃；重度为低于32℃。

健康加油站

**1. 低体温复温** 新生儿发生低体温时，复温是首要处理措施并需要及时就医。家庭中常见的升温措施包括调节环境温度和增减衣物、调整包被厚度等。复温策略应根据患儿低体温的分度而制订，避免盲目过快复温导致相关的并发症。

**2. 正确测量体温** 婴儿处于安静状态下（测量前20~30分钟需避免剧烈哭闹、喝奶、沐浴等），确保水银温度计显示在35℃以下，擦干腋窝中的汗液，将体温计的感温头置于腋窝中央，使上臂紧贴于胸壁夹紧体温计，保持5~10分钟，取出体温计，读取体温计的度数。

（徐豆豆 王 杨）

# 33. 为什么早产儿容易发生
# 贫血

早产儿由于促红细胞生成素功能低下、红细胞寿命较短、造血物质储备不足、医源性失血等多种因素相互影响导致贫血。胎龄越小、出生体重越低，贫血的发生率越高，且贫血出现的时间越早，程度越重。

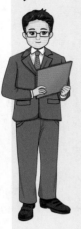

**1. 早产儿贫血严重程度的判定** 新生儿期贫血的定义是末梢血血红蛋白值 <145g/L。

（1）早产儿轻度贫血：血红蛋白 120~144g/L。

（2）中度贫血：90g/L ≤血红蛋白 <120g/L。

（3）重度贫血：60g/L ≤血红蛋白 <90g/L。

（4）极重度贫血：血红蛋白 <60g/L。

**2. 早产儿贫血的防治方法**

（1）延迟脐带结扎：以促进胎盘 - 胎儿输血，可提高血容量，减少贫血的发生。

（2）推荐母乳喂养：母乳中的铁更容易被吸收和利用。早产儿首选母乳喂养，并推荐至少喂养 6 个月。母乳不足或无法母乳喂养时，可选择强化铁的配方奶粉或适宜的补充剂。

（3）补充铁剂：早产儿开始补充铁剂的时间最早为出生后 2 周，不迟于出生后 2 个月。铁元素补充量为 2~4mg/（kg·d），直至矫正胎龄 1 周岁。铁剂的补充建议在两餐之间口服为宜，且不能与奶类、钙类等同服。

（4）减少医源性失血：开展微量标本采集技术，控制重复性采血，避免不必要的采血检测。

（5）输血治疗：达到输血指征的患儿需住院治疗，医生根据病情维持最适宜的血红蛋白或血细胞比容水平。

**补铁的注意事项**

饮食中铁分为非血红素铁和血红素铁两种形式。血红素铁较非血红素铁生物利用度高。植物性食物（如谷物和蔬菜等）仅含有非血红素铁，而肉类（如猪肉、鱼和牛肉等）同时含有血红素铁和非血红素铁。蛋、牛奶、植物纤维等可抑制铁吸收，富含维生素 C 的食物（如柑橘、猕猴桃、西蓝花、番茄等）可促进铁吸收。

（徐豆豆　王　杨）

# 34. 为什么早产儿要添加
# 母乳强化剂

母乳富含多种生物活性成分，是婴儿的优选食物，但母乳仍然有许多营养素不能满足早产儿的营养需求。母乳强化剂（human milk fortifier，HMF）又称母乳营养补充剂，富含蛋白质、矿物质和维生素，既可提高母乳的能量密度，又可增加营养物质的种类。

关键词

早产儿　母乳喂养　母乳强化剂

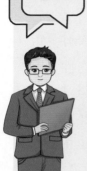

**专家说**

### 1. 什么情况下需添加 HMF

（1）推荐所有出生体重<1 800g 的早产儿使用 HMF。

（2）尚未完成追赶生长的小于胎龄早产儿、合并宫外发育迟缓的早产儿、因疾病状况需要限制液体入量的早产儿或出院后早期生长落后的早产儿，需在医务人员指导及监测下合理使用 HMF。

### 2. 什么时候开始添加 HMF

（1）建议当婴儿的母乳喂养量达 50~80mL/（kg·d）时，在医生指导下合理使用 HMF。

（2）出生早期不具备 HMF 使用指征的早产儿，如后期出现生长落后或需要使用相对高能量密度喂养物时，可在医生指导下使用。

（3）母乳强化从半量强化开始，根据早产儿的耐受情况，3~5 天逐渐增加至足量强化。期间需注意个体差异性，必要时可适当延长达到足量强化的时间。

### 3. 什么时候停用 HMF

（1）依据 Fenton 曲线，适于胎龄儿体重、身长及头围位于同性别同龄儿的第 25 百分位到第 50 百分位时、小于胎龄早产儿达到第 10 百分位时，可逐渐停止添加 HMF。

（2）HMF 减停的过程中，需监测早产儿的生长状况和血检生化指标，必要时可酌情恢复部分母乳强化。

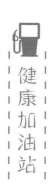

## HMF 使用的注意事项

1. 添加 HMF 会增加母乳的渗透压，且主要发生在添加 HMF 后的 2 小时内，因而建议 HMF 需要现配现用。

2. HMF 的添加剂量要准确，使用前需仔细阅读说明书，使用时充分混匀。

3. 家庭中添加 HMF 需遵守清洁操作原则，避免污染。

（徐豆豆　王　杨）

# 35. 为什么早产儿容易发生
# 呼吸暂停

早产儿由于呼吸中枢及呼吸系统的结构和功能发育不成熟，且生后常合并多种并发症，容易发生呼吸暂停或周期性呼吸。早产儿呼吸暂停的发生率与胎龄密切相关，胎龄越小，发生率越高。

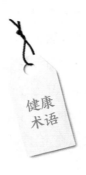

健康术语

**早产儿呼吸暂停:** 指早产儿发生呼吸中断 ≥ 20 秒，或 <20 秒伴有心率下降或血氧饱和度下降。

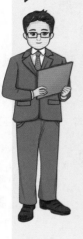

早产儿 呼吸暂停

呼吸暂停按照病因分为原发性呼吸暂停、继发性呼吸暂停和混合性呼吸暂停三类。

**1. 原发性呼吸暂停** 原因主要为早产儿呼吸中枢发育不成熟导致呼吸调节功能障碍，多见于早产儿，常无其他病因。

**2. 继发性呼吸暂停** 常见的继发因素包括：①神经肌肉疾病，如严重出生窒息等；②呼吸系统疾病，如肺部感染等；③消化系统疾病，如胃食管反流等；④心血管系统疾病，如严重先天性心脏病等；⑤血液系统疾病，如红细胞增多症等；⑥电解质代谢紊乱，如低血糖等；⑦其他因素：如迷走神经反射等。

**3. 混合性呼吸暂停** 兼有以上两类因素。

健康加油站

## 早产儿呼吸暂停的处理

一旦发现患儿发生呼吸暂停，应立即进行用手拍打或弹足底等触觉刺激。短暂的呼吸暂停，如果不伴有血流动力学和氧饱和度的改变，可在密切检测生命体征的基础上进行观察。如呼吸暂停频繁复发或持续时间较长，同时伴有心动过缓和/或发绀者，需要给予积极呼吸支持等治疗。

预防早产儿呼吸暂停的家庭护理要点包括以下几点。

（1）密切观察婴儿的呼吸次数、幅度、节律及面色，及时发现呼吸暂停。

（2）保持温度适宜。室温保持在 24~26℃，使患儿核心温度维持在 36.5~37.5℃。

（3）确保呼吸道通畅。可采用仰卧位、肩下垫毛巾卷等，使头部轻度仰伸，处于鼻吸气位。

（徐豆豆　王　杨）

# 36. 为什么早产儿要做

# 眼底筛查

早产儿由于提前娩出，视网膜发育不成熟，容易导致视网膜病，该病是儿童致盲的重要原因，早产儿做眼底筛查的目的是预防视网膜病的发生。

专家说

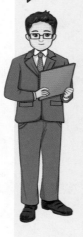

关键词

早产儿视网膜病　眼底筛查

早产儿视网膜病（retinopathy of prematurity，ROP）是发生在早产儿和低体重儿的视网膜血管增生性疾病。通常视网膜血管在怀孕的第 4 个月开始发育，并在预产期或怀孕 9 个月左右完成发育。

如果婴儿出生得太早，这些血管可能会停止正常发育，视网膜血管还未长到周边部，周边部视网膜处于缺血、缺氧状态，为了缓解这种缺血缺氧状态，容易生成视网膜新生血管。但这种新生的血管易增殖并向眼睛内部的玻璃体内生长，牵拉视网膜造成视网膜脱离，影响早产儿视觉发育，甚至导致失明。

早产儿视网膜病依病变严重程度分为 1、2、3、4、5 期。早期病变分期级别越高，进展的危险性越大。3 期以前的病变，如及时进行激光治疗或冷凝治疗可中止病变的进展，使患儿的视力能正常发育。但如果患儿的病变进展到 4 期，视力则会受到一定的影响；进入 5 期后，手术的成功率低，只能保留光感。值得一提的是，从 3 期到 4 期，仅仅几周的时间，病情迅猛发展。

因此，预防和治疗 ROP 的重点在于早期检查、早期发现、早期治疗。这不但需要医生的诊断和治疗，也需要家长重视并定期带婴儿检查眼睛，定期追踪观察，及时干预治疗，这对婴儿今后的视觉发育至关重要。

健康加油站

1. **早产儿视网膜病的首次筛查时间**　《中国早产儿视网膜病筛查指南（2014）》规定，早产儿眼底筛查的首次检查应在出生后 4~6 周或矫正胎龄 31~32 周开始。

2. **哪些早产儿需要做眼底筛查以便及时发现视网膜病变**

（1）对出生体重 <2 000g，或出生孕周 <32 周的早产儿和低体重儿，进行眼底病变筛查，随诊直至周边视网膜血管化。

（2）对患有严重疾病或有较长时间吸氧史，儿科医师认为比较高危的患儿可适当扩大筛查范围。

（袁天明）

# 37. 为什么早产儿容易 **颅内出血**

随着围产医学技术不断提高，早产儿救治成功率也明显升高，颅内出血仍是早产儿常见严重并发症之一，已成为早产儿神经系统后遗症的重要原因之一。

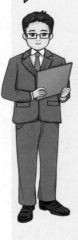

**专家说**

早产儿颅内出血主要表现为生发基质 - 脑室内出血（简称脑室内出血），也可发生硬脑膜下出血、蛛网膜下腔出血、脑实质出血，以及小脑、丘脑、基底核出血等，其中脑室内出血是早产儿常见且最具特征性的颅内出血。早产儿由于脑室周围室管膜下存在富含毛细血管网的胚胎生发基质，容易发生颅内出血。

胎龄 32 周以下的早产儿，在脑室周围的室管膜下及小脑软脑膜下的颗粒层均存留胚胎生发层基质，其血液供应源于大脑前动脉及中动脉，管壁是由仅含内皮细胞的毛细血管网组成，缺乏胶原和弹力纤维的支撑，对缺氧及酸中毒极其敏感，易发生坏死、崩解而出血。此外，基质区域静脉系统通过 "U" 字形回路汇于大脑大静脉，这种特殊的走行，容易因血流动力学的变化而发生血流缓慢或停滞，使毛细血管床压力增加而破裂出血。因此，早产儿所特有的脑部解剖学结构特点，是早产儿好发脑室内出血的主要原因。32 周以后颅脑内生发层基质逐渐退化，至足月时基本消失，故足月儿脑室内出血较少见。胎龄越小、出生体重越低，颅内出血发生率越高。据统计胎龄不足 30 周的早产儿脑室内出血发生率为 25%，其中重度（Ⅲ～Ⅳ级）脑室内出血发生率为 10%。

重度出血患儿中 25%~30% 发生出血后脑室扩张和脑积水，发生脑积水的早产儿约 40% 需行神经外科干预治疗，包括脑室储液囊植入、脑室帽状腱膜下分流术、脑室外引流术，部分需永久性脑室 - 腹腔分流术。

**1. 早产儿脑室周围 - 脑室内出血的严重程度分级**　根据头颅 B 超或 CT 检查，按 Papile 分度法将其分为 4 级：Ⅰ 级为室管膜下胚胎生发层基质出血；Ⅱ 级为室管膜下出血破入脑室，引起脑室内出血，但无脑室扩大；Ⅲ 级为脑室内出血伴脑室扩大；Ⅳ 级为Ⅲ级出血伴发脑实质出血。其中Ⅲ、Ⅳ级常留有神经系统后遗症。

**2. 早产儿颅内出血的预防**　建议有早产风险的孕妇，应积极转送至有条件的围产医疗中心待产，产前及时应用地塞米松及硫酸镁治疗，对于不需要复苏的早产儿，建议延迟脐带结扎至少 60 秒。早产儿生后早期尽量避免侵入性操作，合理使用呼吸机，维持生命体征平稳，从而减少颅内出血的发生。

（袁天明）

# 38. 为什么早产儿要用

# 矫正胎龄

胎儿在母亲子宫里发育是有固定规律的，胎儿提前出生时，没有发育好的部分不会突然发育完全。我们不能拿自己的早产儿和同月龄的足月儿比较，需要给婴儿时间慢慢追赶，这就是矫正胎龄的作用。

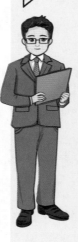

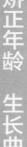

关键词

早产儿 矫正年龄 生长曲线

早产儿母亲常常拿自家孩子和出生日期差不多大的足月儿相比，他们觉得自家孩子不如足月出生的婴儿生长好，其实这些家长忽略了一个问题，就是他们的孩子提前出生了，需要一段时间去追赶。比如说，一个早产 2 个月的婴儿，当生后 4 个月的时候，相当于足月儿生后 2 个月时的生长发育情况，因此，应用矫正年龄可以避免家长不必要的焦虑和担心。矫正年龄（月龄）= 实际年龄（月龄）– 早产月龄，或按预产期计算月龄。矫正年龄的计算方法：一般预产期是 40 周，早产 XX 周 X 天，用现在的日期减去出生日期，得出 YY 周 Y 天，矫正月龄 = 早产 XX 周 X 天 +YY 周 Y 天。或者按照预产期计算，矫正月龄 = 出生后月龄 –（40– 出生时孕周）/4。

评估早产儿的身长、体重、头围和辅食添加的时间，都应该按照矫正年龄（月龄）计算，特别是运动发育和智力发育，包括智力测验和神经运动检查都要按矫正年龄进行判断，一般在 2 岁时就应按照出生日期计算年龄，不需要再计算矫正年龄。

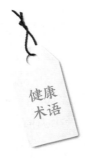

健康术语

**早产儿：**妊娠不足 37 周出生的新生儿为早产儿，早产儿进一步被划分为极早期早产儿（胎龄 <28 周）、早期早产儿（28~31 周 +6 天）、中期早产儿（32~33 周 +6 天）、晚期早产儿（34~36 周 +6 天）。胎龄越小，早产并发症（如坏死性小肠结肠炎、早产儿视网膜病变、支气管肺发育不良及脑室出血等）的发生率和严重程度越高。

健康加油站

## 常用的早产儿生长评估曲线

**1. 2013 Fenton 生长曲线图** Fenton 等在 2013 年更新的新生儿生长标准，根据胎儿在子宫内生长规律制定的早产儿生长曲线图，纳入了加拿大、瑞典、美国、澳大利亚等发达国家的大样本研究数据研制而成。该曲线反映了从胎龄 22 至胎龄 50 周（即矫正胎龄足月后 10 周）的胎儿及新生儿体重、身长、头围体格指标的变化，可用于早产儿的生长发育状况的监测与评估。

**2. INTERGROWTH-21$^{ST}$ 曲线** INTERGROWTH-21$^{ST}$ 项目 2014 年发表在《柳叶刀》上的胎儿生长和新生儿大小的国际标准，涉及了巴西、中国、印度、意大利、肯尼亚、阿曼、英国和美国 8 个国家。该曲线反映了从胎龄 27 至胎龄 64 周（即矫正胎龄足月后 24 周）的体格指标变化，为全球所有婴幼儿绘制了一个健康的生长曲线模式，不受种族和出生地的限制。

（袁天明）

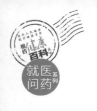

# 39. 为什么早产儿容易发生
# 肺透明膜病

新生儿肺透明膜病又称新生儿呼吸窘迫综合征，其临床特点为生后不久即出现进行性呼吸困难和呼吸衰竭，主要见于早产儿，胎龄越小发病率越高。

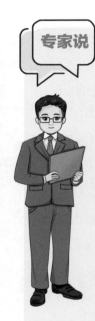

**专家说**

早产儿　肺透明膜病　呼吸窘迫

新生儿肺透明膜病因缺乏肺泡表面活性物质（pulmonary surfactant，PS）而引起，早产儿、糖尿病孕妇所生婴儿、有宫内窘迫和出生时窒息的新生儿均可出现肺泡表面活性物质缺乏。PS是胎儿在20~24周内由肺泡Ⅱ型上皮细胞开始合成和分泌，至胎龄35周后含量迅速增加。其主要作用是降低肺泡表面张力、稳定肺泡、防止肺泡萎陷。PS缺乏可发生以下变化：肺泡表面张力增高、肺泡萎陷，出现肺不张、肺通气不良，导致缺氧、酸中毒，肺血管痉挛，动脉导管及卵圆孔功能性开放，肺泡壁、毛细血管渗透性增加，纤维蛋白沉着，透明膜形成，致缺氧、酸中毒加重，造成恶性循环；严重者可发生肺动脉高压。肺透明膜病的并发症包括脑室内出血、动脉导管开放、气胸、支气管肺发育不良、肺出血等。

新生儿出生时大多正常，一般在出生后 2~6 小时出现症状，特点是呼吸窘迫呈进行性加重。主要表现为呼吸急促不规则，呼吸频率每分钟 >60 次，面色苍白或青紫，吸氧不能减轻青紫，伴呼气性呻吟、鼻扇和吸气性三凹征等。一般出生后第 2~3 日病情严重，不经及时有效治疗可在 3 日内死亡。由于 3 日后 PS 的合成和分泌自然增加，故 3 日后病情将明显好转。机械通气和肺泡表面活性物质疗法是治疗的重要手段。目前通过早期呼吸支持和 PS 应用，早产儿肺透明膜病存活率越来越高；而且使用 PS 除了利于患儿的恢复，也降低发生气胸、脑室内出血和支气管肺发育不良的危险。

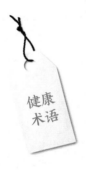
健康术语

**早产儿支气管肺发育不良（bronchopulmonary dysplasia，BPD）：** 是早产儿肺发育受限和损伤而导致的慢性肺疾病，孕周越小发生率越高。围生期各种因素，如宫内生长受限、炎症、给氧及机械通气等均可能导致肺血管和肺泡发育的停滞，表现为远端肺腺泡发育简单化，可形成大的囊状肺泡结构，通气、换气功能降低；肺泡及周围血管微环境发育终止，导致发育重塑，最终形成 BPD。由于呼吸功能不能满足机体生长发育的需要，临床表现为氧依赖和缺氧后的多系统并发症，也是成年后慢性肺疾病发生的重要结构基础。

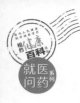

健康加油站

关键词

早产儿 脑瘫

## 什么是肺泡表面活性物质

指由肺泡 Ⅱ 型上皮细胞分泌的一种复杂的脂蛋白，其主要成分为二棕榈酰卵磷脂和表面活性物质结合蛋白，前者约占 60% 以上，后者约占 10%。以单分子层的形式排列在肺泡液层表面，从而减少液体分子之间的相互吸引，降低肺泡表面张力，维持大小肺泡容积稳定。

（袁天明）

# 40. 为什么早产儿容易发生
# 脑瘫

脑瘫是一组持续存在的中枢性运动和姿势发育障碍、活动受限综合征，这种综合征是由于发育中的胎儿或婴幼儿脑部非进行性损伤所致。脑瘫的运动障碍常伴有感觉、知觉、认知、交流和行为障碍以及癫痫和继发性肌肉、骨骼等问题。

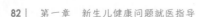

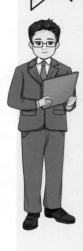
专家说

早产儿大脑的发育状况一直是需要人们密切关注的问题，胎龄越小、体重越小，脑瘫的发生率越高。造成早产儿发生脑瘫的原因包括如下因素：首先，早产本身就是由于多种不良因素导致的，这些不良因素同时也会对胎儿的生长造成损害。很多早产儿可能由于宫内有病理的状态促使其提前出生，对其造成直接或间接的影响。其次，引起脑瘫的原因为窒息，主要是宫内发生了缺氧，例如脐带绕颈过多或者胎盘功能不良、胎粪吸入等，都会导致胎儿缺氧，从而导致早产儿脑损伤。早产儿在出生时身体各处组织器官尚未发育完全，尤其是脑组织发育的不完善，对产时、出生后脑缺血更敏感，易受到不良因素的影响，造成呼吸困难，大脑缺氧缺血，导致脑白质损伤，最终引起脑瘫。此外，早产儿出生后很容易患一些疾病，如呼吸窘迫综合征、吸入性肺炎、黄疸、感染及坏死性小肠结肠炎等疾病，这些都会对早产儿的脑部发育产生隐患，这就需要我们一定要对存在以上出生前、出生时、出生后高危因素的婴儿做好相关照护，尤其注重早产儿的脑部发育，以预防脑瘫的发生。

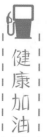
健康加油站

## 如何早期发现脑瘫

当发现婴幼儿在成长过程中有以下情况时，一定要尽早到医院就诊，进行全身运动评估和头颅磁共振检查等，以便做到早发现、早治疗，将脑瘫所带来的

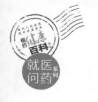

危害降到最低。对于有高危因素的婴幼儿，尤其是早产儿等，当存在以下情况时及时到医院进行检查。

**1. 存在脑瘫高危因素**　家族中曾经有脑瘫患儿、早产儿、低出生体重婴儿、难产或者严重的缺氧窒息、重度黄疸或脑出血的情况等，父母需要提高警惕。

**2. 吸吮困难，过于安静或易激惹**　如喂奶时吸吮无力，容易引起呛咳、吐奶；而且脑瘫患儿还会经常哭闹，难于安抚，甚至有些患儿表现特别安静，对周围的声音、光线等刺激没有反应。

**3. 运动发育比同龄的婴儿落后**　比如婴儿到 2~3 月龄，抱起时发现婴儿头摇摇晃晃，竖头不稳；到 3~4 月龄时，其他婴儿俯卧时可以把头抬高到 90°，但脑瘫患儿俯卧时抬头非常吃力；6 月龄左右时婴儿还不能翻身，以及抓、握能力差，甚至不能把手放到嘴边。

**4. 异常的姿势**　脑瘫患儿早期会表现出一些奇怪的姿势，比如他们的手一直都是紧握着的，到 3 月龄后手指仍不能张开；双腿也特别紧，换纸尿裤时很难打开；仰卧时常常头向后仰，下肢伸直；在站立时往往脚尖点地，难以站稳。

（袁天明）

# 第二章

# 生长发育问题就医指导

一

# 婴幼儿
# 体格生长

# 1. 为什么有些婴幼儿的**身高**和/或**体重**总是比不上同龄人

身高和/或体重是衡量婴幼儿生长发育最常用的形态指标，也是判断婴幼儿健康与否的标准之一。影响婴幼儿身高体重的因素是多方面的，除遗传外，还与婴幼儿的营养、自身疾病、母亲患病和饮食、家庭和社会环境等多方面因素相关。婴儿期是婴幼儿身高体重变化最大的时期之一，父母需正确评价儿童生长发育状况，及早发现问题，给予适当的干预，对促进婴幼儿健康生长十分重要。

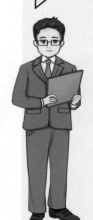

除遗传因素（父母的身高）外，还有以下因素可影响婴幼儿的身高和体重。

**1. 营养**　宫内营养不良不仅使胎儿的体格生长落后，严重时还影响脑的发育；生后营养不良，特别是第 1~2 年的严重营养不良，可影响体重、身高及智能的发育。

**2. 疾病**　急性感染常使体重减轻；长期慢性疾病则同时影响身高和体重；内分泌及新陈代谢疾病如生长激素缺乏症、甲状腺功能减退等常引起骨骼生长和神经系统发育迟缓；先天性疾病如先天性心脏病，也可造成生长迟缓。

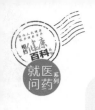

**3. 染色体异常或基因缺陷病** 如特纳综合征、先天软骨发育不全等。

**4. 家庭环境和社会环境** 如忽视、虐待、打骂等不良家庭环境，居住环境脏乱拥挤，长期处于污染的环境中等。存在如上一项或多项因素时，婴幼儿会出现身高、体重短期或者长期落后于同龄人。

对于新手父母来讲，评估婴幼儿的身高、体重是否在正常范围内至关重要。

新生儿的出生体重与胎次、胎龄、性别及宫内营养状况相关。出生后 1 周可出现暂时性体重下降，或称生理性体重下降，在出生后第 3~4 日达最低点，以后逐渐回升，在出生后第 7~10 日应恢复出生时体重。如果体重下降的幅度超过 10% 或出生后第 10 天还未恢复出生体重，则为病理状态，家长需警惕。儿童的体格增长遵循一定的规律，年龄越小，增长越快。正常足月儿 2~4 月龄体重约等于出生时体重的 2 倍，12 月龄体重约为出生时的 3 倍（约 10kg），此段时间是生后体重增长最快的时期，是体重增长的第一个高峰；出生后第 2 年体重增加 2.5~3.5kg；2 岁至青春前期体重增长减慢，年增长值约为 2kg。青春期则是体重增长的第 2 个高峰。

身高的增长规律与体重相似，在婴儿期和青春期有两个生长高峰。出生时身高（长）平均为 50cm，生后第 1 年增长最快，约增长 25cm；第 2 年身高（长）增长速度减慢，增长 10~12cm；2 岁以后身高每年增长 6~7cm。身高（长）的增长受遗传、内分泌、宫内生长水平的影响较明显，短期的疾病与营养波动一般不会影响身高（长）的生长。早产儿的体格生长有一允许的"落后"年龄范围，即此年龄后应"追上"正常足月儿的生长。进行早产儿生长水平评价时应矫正胎龄至 40 周胎龄（足月）后再评价，身长至矫正 40 月龄（从预产期后开始计算）、体重至矫正 24 月龄（从预产期后开始计算）后不再矫正。

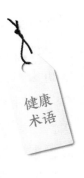

**身高（长）：** 身高指头部、脊柱与下肢长度的总和。3 岁以下儿童立位测量不易准确，应仰卧位测量，称为身长。3 岁以上儿童立位时称为身高。立位测量值比仰卧位少 1~2cm。

**营养不良：** 广义的营养不良包括营养低下和营养过度两方面，我国多指由于各种原因引起的蛋白质和 / 或热能摄入不足或消耗增多的营养缺乏病，又称为蛋白质 - 热能营养不良症，多见于 3 岁以下婴幼儿。父母可通过合理喂养、定期检测生长发育情况进行预防。

（肖扬欣　邢　燕）

# 2. 为什么有些婴幼儿会出现

# 颅缝早闭

颅缝早闭，又称狭颅症，是一种常见先天性颅颌面畸形，是一条或者多条颅缝不明原因的过早闭合引起，由此产生了各种各样的头颅畸形，包括舟状头、鞍顶头、三角头、斜头、短头、塔头及尖头畸形等。特殊的头颅外观会在婴幼儿成长过程中影响其正常的心理及神经发育，同时由于颅腔狭小、畸形，也可影响大脑的正常发育。

### 造成颅缝早闭的原因

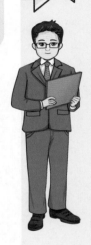

到目前为止，病因尚不清楚。可能与如下因素有关，首先是遗传因素，如果父母或家族中有人有颅骨畸形或颅缝早闭的遗传基因，那么婴幼儿患上颅缝早闭的概率也会升高。另外，细胞、分子甚至基因水平的异常亦与颅缝早闭有关。其次，在婴幼儿成长发育的过程中，如果受到一些外界因素的影响，也可能会导致颅缝早闭。例如，孕期受到毒素污染或药物影响，会干扰胎儿正常的生长与发育，出生后长时间给婴幼儿使用过紧的帽子等织物，则可能使颅骨受到压迫，从而影响正常生长。颅骨的畸形也可能导致颅缝早闭，例如头骨的缺陷、断裂或缺损等，在出生后会加重颅骨发育不良的情况。最后，营养不良也会导致颅缝早闭的发生。婴幼儿的颅骨发育需要足够的营养支持，如果孕母在孕期存在营养不良，如缺乏维生素 D、钙等重要营养素，会导致婴幼儿颅骨生长缓慢或畸形，最终可能导致颅缝早闭。

**关键词**

**舟状头 颅骨畸形 颅缝**

## 如何应对婴幼儿颅缝早闭

在婴幼儿的生长发育过程中，家长要细心观察婴幼儿的头部外形是否异常，是否同时伴有眼部眼眶变浅、眼球凸出等问题，有无出现智力低下、精神活动异常等脑发育异常。一旦发现婴幼儿有上述异常，父母应尽快带婴幼儿到专业的医院就诊，确定是否有颅缝早闭。若确诊为颅缝早闭后，需要根据年龄和病情，确定治疗方法，有些可以戴头盔矫正，有些则需要开颅进行颅骨重塑。早期识别、早期诊断、早期干预十分重要。绝大多数颅缝早闭患儿在出生后 6 个月以内可以发现，10 个月内进行有效干预可获得最佳治疗效果，绝大多数颅缝早闭患儿可以通过早发现、早治疗获得令人满意的效果。希望家长们能识别这类疾病，如果发现颅骨发育异常，请及时到专业的小儿神经外科和儿童保健科就诊。

（周紫蓓　邢　燕）

# 3. 婴幼儿头型异常该如何应对

头型异常是不少婴幼儿生后会存在的情况，也是不少家长担心忧虑的问题。婴幼儿的头型异常是否会影响智力、导致头型异常的原因

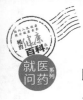

以及如何进行规范的矫正是家长们比较关注的话题。对于某些类型的头型需要引起足够重视，并及时就医，避免导致婴幼儿大脑、智力发育落后。

关键词

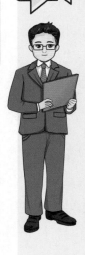

## 头型异常 扁头综合征

在正常情况下，婴幼儿的头部是比较圆的，从顶部看左右比较对称。异常头型主要包括：①短头畸形，婴幼儿的后脑勺平，导致整体头部变宽及前额凸出；②斜头畸形，后脑勺偏向一侧，一般左右脸和耳朵也不对称，从头顶往下看，像一个平行四边形；③舟状头，头型狭长，头的两侧扁。以上3种情况统称为扁头综合征（deformational plagiocephaly and/or brachycephaly，DPB）。婴幼儿头型异常由很多因素导致，最常见的原因是头部移动限制，因为婴儿的头骨是软的、可塑的。在头骨生长和扩张的时期，如果颅骨某个区域受到外力的持续作用（如始终或经常朝一个方向睡），颅骨增长在适应迅速增长的大脑所产生的内部压力时出现适应性变形，由此导致头部畸形。早产儿、低体重儿颅骨可塑性更强，更容易变型，是发生头型异常的高危人群，更需要早期重视。婴幼儿在2岁左右前囟闭合以后，头型基本定型。

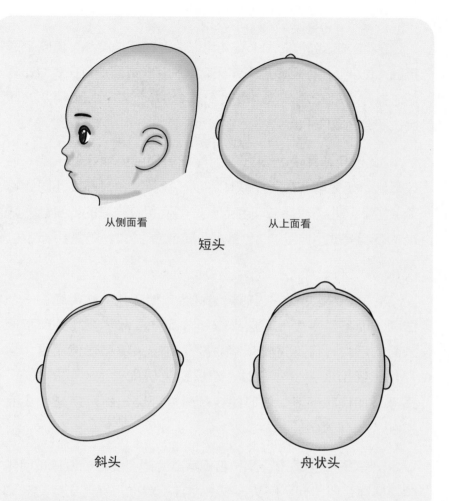

从侧面看　　　　　　　　从上面看

短头

斜头　　　　　　　　　　舟状头

**如何避免婴儿出现头型异常**

　　最根本的方法，即避免颅骨的局部受压过多，让颅骨均匀受压。可有以下几种预防措施。

　　**1. 睡姿指导**　经常变换婴儿睡姿和颅骨受力位置，无论是睡眠和清醒状态下，注意多将婴儿头颅凸起部位与床垫接触；偏好仰卧位的婴儿，清醒时适当增加俯卧时间或者侧卧位时间。

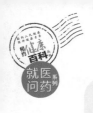

**2. 增加俯卧位时间** 婴儿可以俯卧在家长腹部，皮肤亲密接触、玩耍。出院回家后第 1 天就鼓励家长或照护者在婴幼儿清醒时执行，每天 2~3 次，每次 3~5 分钟，这样可以使婴儿的仰卧位姿势间歇性中断。

**3. 避免单侧姿势偏好** 为降低单侧姿势偏好的风险，建议母乳、奶瓶喂养过程中双侧更换；玩具、台灯在婴儿两侧轮流放置；婴儿清醒期在非姿势偏好侧使用有声音的或者色彩鲜艳的玩具等逗引婴儿，让婴儿头转向逗引侧，避免头部定位偏好。

**4. 改变婴儿枕头的形状和材质** 使婴儿的枕骨睡在一个凹面，而不是平面上，这样重新分配并分散了婴儿头部和接触面的压力，且不需要频繁对婴儿进行头部和体位变更。当婴儿已经出现头型异常时，建议避免使用质地过软的枕芯，适当增加枕芯硬度，同时建议颅骨局部突出一侧多与枕头面接触。

**5. 关注少见情况** 家长若观察婴儿睡姿良好，没有长期侧睡、仰睡，但出现了扁头，或者面容不对称，甚至头型又窄又长，可能会存在骨缝过早闭合，或者存在先天斜颈，重度姿势异常无法通过以上方式改正，需要及时到医院进行检查，根据医生建议，选择合适的治疗方案，尽早通过医学手段进行矫正才能保证良好的效果。

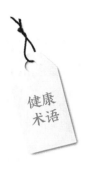

健康术语

**扁头综合征：**指婴儿头骨发生不同程度的扁平畸形，多由产前或者产后的机械变形力作用于婴儿的颅骨所导致的颅骨不对称，从而导致头颅变形，会影响脑容量发育，除了会影响婴幼儿的外观形象，还可导致视神经发育不平衡、头部两侧肌肉组织发育不均衡以及婴幼儿神经心理发育相对迟缓，严重者可影响智力正常发育。

（林坤鸿　邢　燕）

# 4. 婴幼儿**头围小**是怎么回事儿

头围是指自一侧眉弓（通常为右侧）上缘最突出处经两侧枕骨结节（又称枕骨粗隆）绕头一周的长度。婴幼儿的头围表示头颅的大小和脑的发育程度，是婴幼儿及学龄前儿童生长发育的重要指标。家长定期带婴幼儿测量头围可及时发现头围过大或过小的异常现象，有助于及时干预。

专家说

出生时头围平均为 34cm，3 月龄时约为 40cm，1 岁时约为 46cm，2 岁时约为 48cm，5 岁时约为 50cm，10 岁时约为 53cm，15 岁时达成人头围，约为 54cm。因此，头围增长的规律与体重、身长（高）增长规律相似，这与大脑的迅速发育是密切相关的。

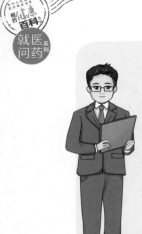

婴幼儿头围增长是非匀速性增长，前3个月头围的增长约等于后9个月头围增长的总和，2岁后头围增长缓慢。头围正常范围的判定通常采用均值离差法，平均值 ±2 个标准差为正常范围。

婴幼儿头围大小与遗传、疾病等有关。正常范围内的头围偏小可能与遗传有关，需要加强随访，监测头围生长曲线变化，只要定期监测婴幼儿的神经心理、大运动及精细运动发育正常，家长无须过度担忧，检查长期随访即可。

头围小于同年龄同性别均值以下2个标准差属于异常，称为小头畸形。婴幼儿发生小头畸形与如下因素有关。

**1. 营养因素**　胎儿期到婴幼儿期长期的营养不良可造成包括头围在内的生长发育指标异常。

**2. 感染因素**　胎儿宫内感染常见的病原体，如巨细胞病毒、弓形虫，病原可经胎盘感染胎儿，巨细胞病毒也可经母亲乳汁感染给新生儿，导致小头畸形和神经系统发育落后表现。

**3. 遗传性因素**　可表现为先天神经发育异常，胎儿期即有头围过小。

当头围异常偏小时，无论婴儿期还是学龄期均显著影响患儿的智力发育水平，头围越小对脑发育和智商的影响越大。因此，家长应定期带婴幼儿监测头围，帮助早期发现异常和及时就医。

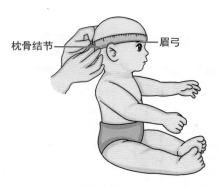

枕骨结节 —— 眉弓

头围测量

## 0~3岁男宝宝头围发育对照表

单位：cm

| 年龄 | -3SD | -2SD | -1SD | 均值 | +1SD | +2SD | +3SD |
|---|---|---|---|---|---|---|---|
| 0月龄 | 30.4 | 31.7 | 33.0 | 34.3 | 35.6 | 36.9 | 38.3 |
| 1月龄 | 33.4 | 34.6 | 35.8 | 37.0 | 38.2 | 39.4 | 40.6 |
| 2月龄 | 35.7 | 36.8 | 37.9 | 39.1 | 40.2 | 41.4 | 42.6 |
| 3月龄 | 37.1 | 38.2 | 39.3 | 40.5 | 41.6 | 42.8 | 44.1 |
| 4月龄 | 38.1 | 39.9 | 40.4 | 41.6 | 42.8 | 44.0 | 45.3 |
| 5月龄 | 39.0 | 40.2 | 41.3 | 42.5 | 43.8 | 45.0 | 46.3 |
| 6月龄 | 39.8 | 41.0 | 42.1 | 43.4 | 44.6 | 45.9 | 47.2 |
| 7月龄 | 40.5 | 41.7 | 42.8 | 44.0 | 45.3 | 46.6 | 47.9 |
| 8月龄 | 41.1 | 42.2 | 43.4 | 44.6 | 45.9 | 47.2 | 48.5 |
| 9月龄 | 41.5 | 42.7 | 43.9 | 45.1 | 46.4 | 47.7 | 49.0 |
| 10月龄 | 41.9 | 43.1 | 44.3 | 45.5 | 46.8 | 48.1 | 49.4 |
| 11月龄 | 42.3 | 43.4 | 44.6 | 45.8 | 47.1 | 48.4 | 49.8 |
| 1岁 | 42.5 | 43.7 | 44.9 | 46.1 | 47.4 | 48.7 | 50.1 |
| 1岁1个月 | 42.8 | 44.0 | 45.1 | 46.4 | 47.7 | 49.0 | 50.3 |
| 1岁2个月 | 43.0 | 44.2 | 45.4 | 46.6 | 47.9 | 49.2 | 50.6 |
| 1岁3个月 | 43.2 | 44.4 | 45.6 | 46.8 | 48.1 | 49.4 | 50.8 |
| 1岁4个月 | 43.4 | 44.6 | 45.8 | 47.0 | 48.3 | 49.6 | 51.0 |
| 1岁5个月 | 43.6 | 44.7 | 45.9 | 47.2 | 48.5 | 49.8 | 51.2 |
| 1岁6个月 | 43.8 | 44.9 | 46.1 | 47.4 | 48.7 | 50.0 | 51.4 |
| 1岁7个月 | 43.9 | 45.1 | 46.3 | 47.5 | 48.8 | 50.2 | 51.6 |
| 1岁8个月 | 44.1 | 45.3 | 46.5 | 47.7 | 49.0 | 50.4 | 51.7 |
| 1岁9个月 | 44.3 | 45.4 | 46.6 | 47.9 | 49.2 | 50.5 | 51.9 |
| 1岁10个月 | 44.4 | 45.6 | 46.8 | 48.1 | 49.4 | 50.7 | 52.1 |
| 1岁11个月 | 44.6 | 45.7 | 47.0 | 48.2 | 49.5 | 50.9 | 52.3 |
| 2岁 | 44.7 | 45.9 | 47.1 | 48.3 | 49.6 | 51.0 | 52.4 |
| 2岁3个月 | 45.0 | 46.2 | 47.4 | 48.7 | 50.0 | 51.3 | 52.7 |
| 2岁6个月 | 45.3 | 46.4 | 47.7 | 48.9 | 50.3 | 51.6 | 53.0 |
| 2岁9个月 | 45.5 | 46.7 | 47.9 | 49.2 | 50.5 | 51.9 | 53.3 |
| 3岁 | 45.7 | 46.8 | 48.1 | 49.3 | 50.7 | 52.1 | 53.5 |

注：年龄为整月或整岁。

| 偏小 | 正常 | 偏大 |
|---|---|---|

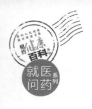

## 0~3岁女宝宝头围发育对照表

单位：cm

| 年龄 | -3SD | -2SD | -1SD | 均值 | +1SD | +2SD | +3SD |
|---|---|---|---|---|---|---|---|
| 0月龄 | 30.1 | 31.4 | 32.7 | 33.9 | 35.2 | 36.5 | 37.7 |
| 1月龄 | 32.9 | 34.0 | 35.2 | 36.3 | 37.5 | 38.6 | 39.8 |
| 2月龄 | 34.9 | 36.0 | 37.1 | 38.2 | 39.3 | 40.4 | 41.6 |
| 3月龄 | 36.2 | 37.3 | 38.4 | 39.5 | 40.7 | 41.8 | 42.9 |
| 4月龄 | 37.2 | 38.3 | 39.4 | 40.6 | 41.7 | 42.9 | 44.1 |
| 5月龄 | 38.0 | 39.2 | 40.3 | 41.5 | 42.6 | 43.8 | 45.0 |
| 6月龄 | 38.8 | 39.9 | 41.1 | 42.2 | 43.4 | 44.6 | 45.9 |
| 7月龄 | 39.4 | 40.6 | 41.7 | 42.9 | 44.1 | 45.3 | 46.6 |
| 8月龄 | 40.0 | 41.1 | 42.3 | 43.5 | 44.7 | 45.9 | 47.2 |
| 9月龄 | 40.4 | 41.6 | 42.8 | 44.0 | 45.2 | 46.5 | 47.7 |
| 10月龄 | 40.8 | 42.0 | 43.2 | 44.4 | 45.6 | 46.9 | 48.2 |
| 11月龄 | 41.2 | 42.4 | 43.6 | 44.8 | 46.0 | 47.3 | 48.6 |
| 1岁 | 41.5 | 42.7 | 43.9 | 45.1 | 46.4 | 47.6 | 48.9 |
| 1岁1个月 | 41.8 | 42.9 | 44.2 | 45.4 | 46.6 | 47.9 | 49.2 |
| 1岁2个月 | 42.0 | 43.2 | 44.4 | 45.6 | 46.9 | 48.2 | 49.5 |
| 1岁3个月 | 42.2 | 43.4 | 44.6 | 45.9 | 47.1 | 48.4 | 49.7 |
| 1岁4个月 | 42.4 | 43.6 | 44.8 | 46.1 | 47.3 | 48.6 | 50.0 |
| 1岁5个月 | 42.6 | 43.8 | 45.0 | 46.2 | 47.5 | 48.8 | 50.1 |
| 1岁6个月 | 42.7 | 43.9 | 45.2 | 46.4 | 47.7 | 49.0 | 50.3 |
| 1岁7个月 | 42.9 | 44.1 | 45.3 | 46.6 | 47.9 | 49.2 | 50.5 |
| 1岁8个月 | 43.1 | 44.3 | 45.5 | 46.7 | 48.0 | 49.3 | 50.7 |
| 1岁9个月 | 43.2 | 44.4 | 45.6 | 46.9 | 48.2 | 49.5 | 50.9 |
| 1岁10个月 | 43.4 | 44.6 | 45.8 | 47.1 | 48.4 | 49.7 | 51.0 |
| 1岁11个月 | 43.5 | 44.7 | 45.9 | 47.2 | 48.5 | 49.8 | 51.2 |
| 2岁 | 43.6 | 44.8 | 46.1 | 47.3 | 48.6 | 50.0 | 51.3 |
| 2岁3个月 | 43.9 | 45.1 | 46.4 | 47.6 | 49.0 | 50.3 | 51.7 |
| 2岁6个月 | 44.2 | 45.4 | 46.7 | 47.9 | 49.3 | 50.6 | 52.0 |
| 2岁9个月 | 44.4 | 45.7 | 46.9 | 48.2 | 49.6 | 50.9 | 52.3 |
| 3岁 | 44.7 | 45.9 | 47.2 | 48.5 | 49.9 | 51.2 | 52.7 |

注：年龄为整月或整岁。

偏小　　　　　　正常　　　　　　偏大

（张　枫　邢　燕）

# 5. 为什么有些婴儿头总是歪向一侧

婴儿出生后，部分家长会发现婴儿的头总是喜欢歪向一侧，这是什么原因呢？大部分婴儿"歪头"为生理性，会随着生长发育和家长的适当干预自行好转，但也有部分是病理性斜颈，需要及时就医进行病因诊断以及积极的干预治疗。

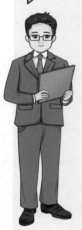

"歪头"也就是医学上的斜颈。大部分小月龄婴儿都会出现"歪头"的现象，称为生理性斜颈，这是因为此时婴儿的颈部肌肉力量较差，缺乏足够的力量控制头部，或是由于部分婴儿睡觉、哺乳时总是偏向一侧，造成习惯性歪头。

生理性斜颈一般会随着婴幼儿颈部力量变强以及睡觉和母亲哺乳的姿势调整逐渐自行好转。病理性斜颈则需要及时去医院治疗，其病因主要有三种，最主要引起病理性斜颈的原因为先天性肌性斜颈，这时婴幼儿除了头部倾斜外会伴随其他症状，包括左右转头受限、脸型和头型不对称，以及患侧颈部出现一个硬实的肿块等。此外，由斜视引起的眼源性斜颈和颈椎畸形引起的骨性斜颈也是导致婴幼儿斜颈的比较少见的原因，需要引起重视。病理性斜颈在婴幼儿中的发病率很低，需要前往医院由医生进行诊断，一旦发现需要及时干预。

生理性斜颈　先天性肌性斜颈

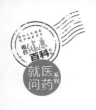

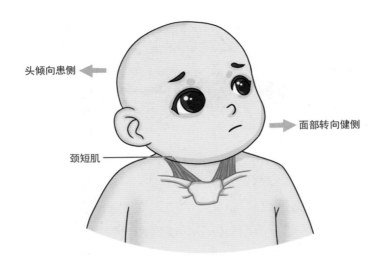

头倾向患侧 ←

面部转向健侧 →

颈短肌 —

先天性肌性斜颈

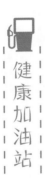

健康加油站

如何判断婴幼儿"歪头"是正常现象还是先天性肌性斜颈？可以通过一些自查的方法，来判断婴幼儿下一步应该继续观察还是及时就医。

一"看"：可以观察婴幼儿的头面部是否有不对称的情况，如双颊大小不对称，头型向一侧偏斜，眼睛大小不对称，或经常出现一只眼睛睁开而另一只眼睛闭合；还可以观察婴幼儿睡觉时是否总喜欢偏向一侧，而很少转向另一侧，当家长将婴幼儿的头转向另一侧后，很快又会恢复到原来的状态。

二"摸"：家长还可以用手指轻柔地抚摸并对比婴幼儿两侧颈部的肌肉，是否有一侧的肌肉更为紧张，或者可以摸到颈部肌肉有明显的肿块。

如果家长发现婴幼儿出现了上述现象，需要及时前往医院接受专业的检查和诊断，并早期进行干预，获得更好的疗效。

（李琳达　邢　燕）

关键词

# 6. 为什么有些婴幼儿 1 岁 6 个月
# 囟门还没有闭合

囟门迟闭　缺钙　佝偻病

囟门常被称为"健康之窗"，所以新手父母经常会特别注意前囟的变化，在定期儿童保健时囟门也是必不可少的检查。婴幼儿的囟门，比想象中的还重要，囟门早闭和囟门迟闭可能提示婴幼儿的一些异常情况，需要引起家长的关注。单纯的前囟闭合延迟可能是正常现象，并不是疾病的表现。

专家说

首先要明确囟门什么时候闭合是正常的。后囟最迟在 2~4 月龄闭合，一般我们所说囟门迟闭指的是前囟的过晚闭合，过了 1 岁半前囟仍未闭合称为囟门迟闭。囟门迟闭不一定提示婴幼儿存在疾病，只要婴幼儿神经心理及运动发育正常，即可继续定期随诊，无须过度担心。有很多家长认为延迟闭合就是缺钙，给婴幼儿进行不必要的额外补钙。

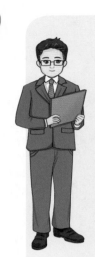

前囟延迟闭合可能提示一些疾病，影响小儿生长发育、骨骼系统及代谢的疾病均有可能导致囟门闭合延迟，常见可以引起囟门迟闭的疾病包括佝偻病、遗传性疾病（如先天性成骨不全）、内分泌疾病（如先天性甲状腺功能减退）、全身性疾病（如慢性腹泻造成的长期营养不良等）、颅内压力增高（如脑积水）等。这些疾病也都会伴随其他症状，不仅仅表现为延迟闭合，比如佝偻病早期还会表现出颅骨软化、易激惹等，后期会有肋骨串珠、鸡胸、漏斗胸等表现。

因此，当婴幼儿出现前囟闭合延迟时，只要头围在正常范围内，且神经心理及运动发育均正常，没有其余异常，通常属于单纯的囟门迟闭，无须过度紧张及不必要的钙剂补充，定期进行保健随访，及时评估即可。随访过程中发现囟门迟迟不能闭合，即使各项指标均正常，需要到儿童神经专业医生就诊，必要时需要完善头颅核磁。

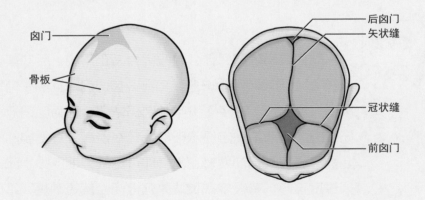

囟门
骨板
后囟门
矢状缝
冠状缝
前囟门

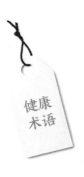

健康
术语

**囟门：** 在婴幼儿的头顶部有一处柔软的、没有骨性结构的地方，有时甚至能看到跳动，医学上称之为囟门。囟门在出生时主要有 2 个，1 个在头顶前部呈菱形称为前囟，一般在 1 岁到 1 岁半时闭合，菱形两条对边中点的连线长度即为囟门的长度，大部分是 1.5~2cm。另一个称后囟，多为三角形，在头顶后部，出生时就很小或已经闭合，最晚在 2~4 个月时闭合。囟门可以触摸到。

（刘梦圆　邢　燕）

关键词

出牙延迟　缺钙

# 7. 婴幼儿 **1 岁**还**没长牙**正常吗

在儿童门诊中，家长经常问：孩子几个月长牙？为什么同龄的孩子都已经开始长牙了，我家孩子还没长牙呢？婴幼儿牙齿萌出受到包括遗传因素在内的诸多因素影响，绝大多数婴幼儿都会在 1 岁后逐渐长牙，家长无须过度担心。

人一生有两副牙齿，即乳牙（共 20 个）和恒牙（共 32 个）。正常情况下，婴儿 6~7 月龄时萌出第 1 颗乳牙。由于遗传、营养、疾病等因素的影响，婴幼儿乳牙的萌出时间个体差异较大，有的 4 月龄就开始出牙，有的延迟至 10~12 月龄，甚至有的婴幼儿过了 1 岁后逐渐出牙，这都属于正常范围，只要在 1 岁半前萌出第一颗乳牙都不算晚。但当婴幼儿超过 1 岁仍未出牙就需要考虑以下 3 种情况。

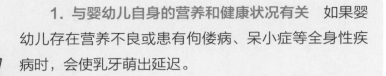

**1. 与婴幼儿自身的营养和健康状况有关** 如果婴幼儿存在营养不良或患有佝偻病、呆小症等全身性疾病时，会使乳牙萌出延迟。

**2. 与母亲营养状况有关** 因为乳牙在胚胎期就开始发育，如果母亲从怀孕期间到哺乳期间有营养不良，就会影响乳牙萌出。

**3. 缺钙** 当婴幼儿出牙较晚时，许多家长可能会想是不是因为缺钙？我们都知道钙是构成骨骼和牙齿的主要成分，如果缺钙，牙齿萌出确实会出现延迟，但仅仅根据出牙时间的早晚并不能真正断定是否缺钙，如果在不出牙的同时还伴有其他异常，比如睡眠不安、夜间啼哭、多汗、肋骨畸形的情况，就需要注意，表明婴幼儿已经有佝偻病早期的表现，此时应该到医院做详细检查。此外，还要注意一种罕见的疾病叫先天性无牙畸形，患这种疾病不仅表现为缺牙或无牙，还伴有其他器官的发育异常，比如毛发稀疏、皮肤干燥、无汗腺，此外某些口腔肿瘤也可能对出牙不利，但这些都是特别罕见的情况。所以，若婴幼儿1岁以后还没有长牙，应及时到儿科门诊评估有无上述因素的存在，及时就诊，让婴幼儿健康成长。

健
康
加
油
站

## 婴幼儿没有长牙前只能吃泥糊状辅食吗

不是的，出牙早晚与许多因素有关，在1岁前婴幼儿长出的牙都是没有咀嚼功能的，不要等到孩子出牙才添加辅食或者改变辅食软硬度。在婴幼儿牙齿没有长出前添加辅食不受影响，按照婴幼儿的月龄添加辅食种类及硬度，一定硬度的辅食和多样化的辅食亦有助于刺激乳牙的萌出。

（刘梦圆　邢　燕）

# 8. 为什么有些婴幼儿会出现
# 肋缘外翻

肋缘外翻就是指婴幼儿的肋骨下方向外明显突出，父母看到这种情况往往非常紧张，担心儿童是不是缺钙了，家长经常会认为是缺乏维生素 D 和缺钙所导致，盲目补充钙剂。

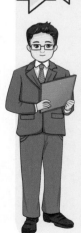

**专家说**

当婴幼儿平躺时，从侧面看到婴幼儿的肋骨下方明显高于胸廓，这是由于婴幼儿膈肌尚未发育出现生理隆起时，而婴幼儿的胸、腹腔脏器逐渐发育就会向外顶出肋骨，造成肋缘出现轻微外翻的现象。此外，这与婴幼儿的呼吸方式有关。婴幼儿以腹式呼吸为主，也就是以腹部的起伏带动肺部的吸气和呼气，而肋骨下缘正好位于腹部上方，婴幼儿的骨骼比较柔软，久而久之就会出现肋缘外翻。这是一种生理现象，是正常的发育过程，婴幼儿越瘦，肋缘外翻现象越明显。随着婴幼儿逐渐发育，膈肌发育逐渐成熟，胸廓容积

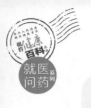

逐渐增大，站立时间逐渐延长，呼吸方式也随着年龄增长转变为胸腹联合呼吸，肋缘外翻情况会逐渐好转，通常到 3 岁左右可自行恢复，对婴幼儿生长发育和体型没有影响。

但是，有些肋缘外翻需要高度关注，如果婴幼儿除了肋缘外翻之外，还有鸡胸、漏斗胸等畸形，或伴有下肢的 O 形腿、X 形腿等畸形，同时有些婴幼儿有方颅，如果同时具备以上的多个表现时，需要进一步排查，排除有无维生素 D 缺乏性佝偻病。

如果出现肋缘外翻，家长如何自行调控或自我矫正呢？当确认属于生理性肋缘外翻后，可以根据婴幼儿年龄和接受程度让婴幼儿做不同的训练。一些年龄较大而且理解力比较强的婴幼儿，可以做胸式呼吸训练：在呼吸的过程中，鼓励婴幼儿收紧腹部，而不是采用最习惯的腹式呼吸。适度做一些如仰卧起坐一样的腹肌训练，强化腹直肌力量，减少肋缘外翻的程度。

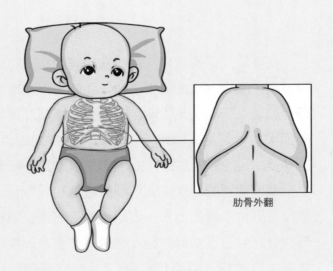

肋骨外翻

## 如何预防维生素 D 缺乏性佝偻病

**1. 保持适当日照**   晒太阳是预防佝偻病最有效、方便、经济的方法。提倡夏秋季节晒太阳，冬春季节额外补充维生素 D。夏秋季节平均户外活动时间应在每天 1~2 小时。晒太阳的时间，一般在上午 9~10 点和下午 3~4 点较为合适。夏季日照要少穿衣，不可过分防护遮挡紫外线，可在屋檐及树荫下得到折射的紫外线，如果在屋内晒需要开窗，因为紫外线不能穿透窗玻璃。日照"适当"是必要的，过分日照反而有害健康。

**2. 维生素 D 补充**

（1）围产期：孕妇应该至少保证每天摄入 400~1 000IU 的维生素 D，有益于胎儿贮存维生素 D，以避免母源性维生素 D 缺乏。

（2）婴幼儿期：新生儿出生后即可补充维生素 D，可在出生后 2 周开始每天摄入维生素 D 400IU 至 2 岁。维生素 D 摄入量应包括食物、日光照射、维生素 D 制剂以及强化食品中的维生素 D 含量。夏秋季节，如果婴儿每天进食 500mL 以上的配方奶（提供 200IU 维生素 D），加上适当的户外活动，可不必额外补充维生素 D。冬春季节则要及时补充。

（3）早产儿、低体重儿、双胎儿：出生后即可开始每天补充维生素 D 800~1 000IU，3 月龄后改为每天补充 400~800IU。

（杨凤娥  邢  燕）

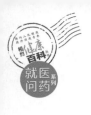

# 9. 为什么有些婴幼儿两条腿的
# 腿纹不对称

腿纹不对称 髋关节 发育不良

有些婴幼儿腿上的褶皱一边浅、一边深，或者一边多、一边少，父母就会担心腿纹不对称会是发育性髋关节脱位（经常被称为先天性髋关节脱位）所导致。那么，婴幼儿的腿纹不对称一定代表存在髋关节脱位吗？

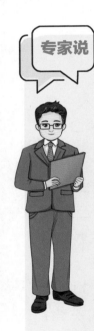

**专家说**

婴幼儿出现腿纹不对称，家长往往会考虑髋关节脱位，其实绝大多数腿纹不对称的婴幼儿并未发生髋关节脱位，只是腿纹不对称的婴幼儿发生髋关节脱位的风险比其他婴幼儿要高一些。其实，大部分的腿纹不对称都是脂肪堆积不平衡造成的，尤其是越胖的婴幼儿越明显，对婴幼儿的发育没有不良影响，所以不用担心。当家长发现婴幼儿双侧的腿纹或臀纹不对称时，可以在家先简单自查一下以下项目。

（1）检查时婴幼儿仰卧位，伸直并拢双腿，观察双下肢是否等长，等长为正常，双下肢不等长，表示可能有单侧髋关节脱位。

（2）平卧位屈髋屈膝，两足放床上，如双膝高低相等为正常，当髋关节脱位时，双膝高低不相等。

（3）将婴幼儿双腿外展，正常情况下腿可外展80°，髋关节发育异常，腿只可外转40°~50°。

如果以上这些检查都不存在问题，那么父母就不用担心了。如果有问题，带婴幼儿到医院进一步检查，6月龄以下可行髋关节超声，6月龄以上可选择X线，排除发育性髋关节发育不良或髋关节脱位，早发现、早干预、早治疗。

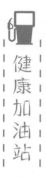

健康加油站

发育性髋关节脱位的发病原因至今尚未完全清楚，可能与遗传因素、髋臼发育不良、关节韧带松弛，以及胎儿在子宫内胎位异常，承受不正常的机械性压力，影响髋关节发育等因素有关。多见于臀位分娩的新生儿和女婴，婴幼儿常有两侧腿纹、臀纹不对称，双下肢不等长，跛行等症状。本病需要早发现、早治疗。对于6月龄内的婴儿，髋关节B超对于明确诊断具有一定的价值，当B超提示为Graf I型时，结合婴儿其他查体结果，多数可除外髋关节脱位。

（杨凤娥 邢 燕）

# 10. 为什么婴儿**走路**时 总是**脚尖着地**

当婴儿学会下肢持重或扶持迈步时，家长们经常会看到婴儿脚尖着地、踮起脚跟站立或迈步，像芭蕾舞演员一样的姿势。

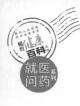
临床上常见的尖足可为生理性、一过性出现，也有病理性原因引起。

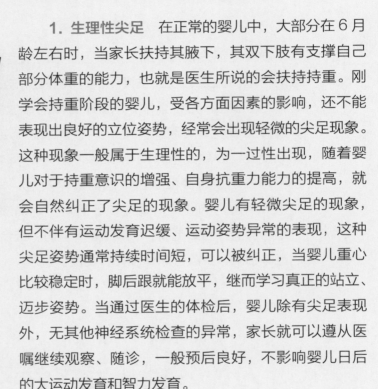

尖足即站立时脚后跟抬起，脚尖着地，脚尖远离小腿前面，足背与小腿之间向前弯曲。

**1. 生理性尖足**　在正常的婴儿中，大部分在6月龄左右时，当家长扶持其腋下，其双下肢有支撑自己部分体重的能力，也就是医生所说的会扶持持重。刚学会持重阶段的婴儿，受各方面因素的影响，还不能表现出良好的立位姿势，经常会出现轻微的尖足现象。这种现象一般属于生理性的，为一过性出现，随着婴儿对于持重意识的增强、自身抗重力能力的提高，就会自然纠正了尖足的现象。婴儿有轻微尖足的现象，但不伴有运动发育迟缓、运动姿势异常的表现，这种尖足姿势通常持续时间短，可以被纠正，当婴儿重心比较稳定时，脚后跟就能放平，继而学习真正的站立、迈步姿势。当通过医生的体检后，婴儿除有尖足表现外，无其他神经系统检查的异常，家长就可以遵从医嘱继续观察、随诊，一般预后良好，不影响婴儿日后的大运动发育和智力发育。

**2. 病理性尖足**　出现病理性尖足时往往提示婴儿可能存在一定程度的脑损伤或脑发育异常，在临床上常见的疾病是脑瘫。脑瘫是指非进行性的中枢运动障碍和姿势异常，多会存在一些高危致病因素，如母亲怀孕期间出现的不良因素导致胎儿宫内发育异常、出生时多胎、早产、低出生体重及缺氧缺血性脑病等一系列原因。婴儿主要表现为运动发育迟缓，同时可伴有不同程度的肌张力、运动姿势及神经反射异常。因为有肌张力和姿势异常，婴儿会表现出尖足，临床上常以尖足提示医生需要甄别脑瘫的可能。

当家长发现婴儿有明显的尖足现象，建议采取以下措施。

（1）不要使用学步车，婴儿在学步车中经常会踮脚尖在地面滑行，从而加重这个不良姿势的形成。

（2）及时就医进行体检、着重从肌张力等神经系统方面进行检查。

（3）如果考虑是生理性因素，家长可以简单地进行按摩，为婴儿进行足背屈运动，即在膝关节屈曲的状态下，使足背缓慢逐渐靠近小腿前方，当足背与小腿胫骨前成 70° 时，保持这个姿势不动，同时将膝关节慢慢伸直，这样可以起到拉伸小腿后侧肌群的作用，每次维持此姿势 20~30 秒，每天可做 3~4 次。

（4）如果考虑是病理性尖足，同时有神经系统发育异常表现，需要及早诊断和干预，尽可能减轻肢体运动障碍及姿势异常带来的不良预后，经过积极干预婴儿预后也会得到一定程度的改善。

（李 娜 张 建）

二

# 婴幼儿
# 营养喂养

# 11. 为什么**母乳喂养**的婴儿常会排**稀便**

婴儿吃了母乳后可能会出现一天内排多次大便，有时甚至高达每日 10 余次，稀便或稀水便，每次大便量不等，大便化验无异常。临床上并不是单纯依据每天的排便次数和性状来诊断是否为"腹泻"，需要综合考虑。婴儿除大便偏稀外，营养状态和生长发育均正常，家长就无须过度担心，也无须频繁就医。

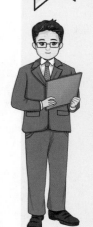

母乳喂养的婴儿大便偏稀，次数偏多，可能与以下几个因素有关。

**1. 母乳成分** 母乳中含有可溶性纤维素——低聚糖。低聚糖在母乳喂养的婴儿肠道中具有轻泻的作用，另外，母乳喂养的婴儿肠道中以双歧杆菌占优势，母乳成分也容易被消化吸收，大便颜色可以偏黄、偏绿，甚至含有奶瓣，都属于正常现象。

**2. 喂养不当** 在母乳喂养期间，如果喂养不规律，婴儿吃得过多、过于频繁，会导致消化不良而出现大便次数多、奶瓣多、酸臭味重的情况。

**3. 乳糖不耐受** 通常为继发性乳糖不耐受，多由于腹泻等原因导致婴儿肠道内乳糖酶继发性不足，不能消化母乳中的乳糖，不能把乳糖消化为半乳糖和葡

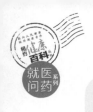

萄糖，造成肠腔内渗透压过高，出现腹泻、腹胀等情况。如果婴儿出现这种情况，可以在医生的指导下，使用乳糖酶来缓解腹胀、腹泻的情况。同时，母亲要注意合理饮食，减少摄入乳糖含量高的食物。

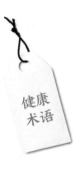

**奶瓣：** 指婴儿大便中有白色颗粒或瓣状物，由于蛋白质、脂肪消化不良所致。

**喂养不当：** 在喂养过程中，由于方式、方法、时间、量的不当，导致婴儿出现消化系统问题、营养不足、身体不适等症状。

**乳糖不耐受：** 体内缺乏乳糖酶或乳糖酶含量不足，不能很好地消化吸收母乳中的乳糖，导致出现腹泻、腹胀、消化不良等症状。

（许 琪 王 琳）

# 12. 如何辨别婴儿**母乳**吃得**够不够**

母乳是婴儿最好的食物，可以为婴儿提供营养和免疫支持，促进母亲和婴儿的情感联系。但是母乳不容易计算奶量，新手母亲常常对婴儿是否吃饱产生困惑，从而导致喂养不充足或者过度喂养问题。

专家说

针对新手母亲在母乳喂养是否充足问题上的困惑，以下几种方法可以用来判断婴儿母乳摄入是否足够。

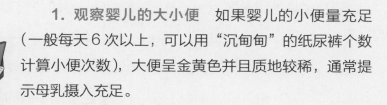

1. 观察婴儿的大小便　如果婴儿的小便量充足（一般每天 6 次以上，可以用"沉甸甸"的纸尿裤个数计算小便次数），大便呈金黄色并且质地较稀，通常提示母乳摄入充足。

2. 观察婴儿的生长情况　如果婴儿体重增长良好，身高和头围增长也在正常范围内，通常提示母乳摄入充足。

3. 观察婴儿的睡眠　婴儿在吃饱母乳后通常会进入一个安静的睡眠状态，如果婴儿在吃完母乳后能够安静地睡觉，而且睡眠时间较长，通常提示母乳摄入充足。

4. 观察妈妈的乳房　如果妈妈的乳房在哺乳后感到空虚或者柔软，通常提示婴儿的母乳摄入量充足。

综上，判断婴儿母乳吃得够不够需要综合考虑多个方面的因素。如果婴儿的大小便、生长情况、睡眠等都无明显异常，通常说明婴儿的母乳摄入充足。如果婴儿出现体重增长缓慢、睡眠不安或者大便性状异常等，建议咨询医生或专业人士。

关键词

母乳　大小便　生长情况

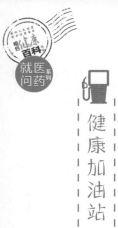

## 母乳喂养的好处

世界卫生组织建议至少母乳喂养 6 个月，提倡母乳喂养到 2 岁或以上。母乳喂养的好处包括以下几点。

（1）有利于婴儿的成长发育：母乳营养丰富，是最适合婴儿的健康食品，坚持母乳喂养有利于成长发育。

（2）增强婴儿免疫力：母乳中含有丰富的乳铁蛋白、双歧杆菌、免疫球蛋白等，有利于增强婴儿免疫力，预防胃肠道疾病等。

（3）增进母子感情：哺乳的过程是建立亲密母子关系的桥梁，可以给婴儿建立良好的安全感。

（4）经济方便：喂养方便，不用消毒，温度适宜，无成本，又免去冲泡奶粉的麻烦。

## 如何判断婴儿是否有效吸吮

（1）观察婴儿吸吮的动作：婴儿在进行有效的母乳吸吮时，会有节奏地吸吮和吞咽，动作协调且有规律。如果婴儿只是吸吮乳头，没有深入吸吮乳晕，则可能没有有效的吸吮。

（2）观察婴儿的吞咽声：婴儿在吸吮母乳时会有吞咽声，这是正常的现象。如果婴儿只是含着乳头并没有吞咽，可能不是有效的吸吮。

（3）观察婴儿的表情：婴儿在进行有效的母乳吸吮时，通常会表现出满足和愉悦的表情。如果婴儿在吸吮时表情痛苦或者无法安静下来，可能需要调整哺乳姿势或寻求专业帮助。

（王　曦　游　川）

# 13. 婴儿**添加辅食**后为什么**大便**会**变干**

大便干燥是指大便性质改变，大便干硬，可能伴有排便疼痛或排便频率降低。婴儿添加辅食后导致大便干燥可能与接触新食物、饮食变化、纤维素摄入不足等因素相关。

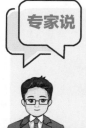

**专家说**

婴儿添加辅食后大便可能会变得干结，可能与多种因素有关。家长需要了解婴儿大便干燥的原因，以便采取适当的措施。

**1. 婴儿添加辅食后大便干燥的原因**

（1）消化系统适应：婴儿添加辅食后，消化系统需要时间适应新食物，这可能导致婴儿大便性状和频率发生变化，出现大便干燥的情况。

（2）饮食变化及摄入水分不足：与母乳或配方奶相比，辅食中的水分含量相对较低，如果添加辅食时

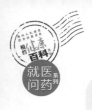

没有及时给婴儿摄入足够的水分，也容易出现大便干燥的情况。

（3）纤维素摄入不足：如果婴儿摄入辅食过于精细，纤维素含量较低，容易导致大便干燥。

（4）食物过敏：如果婴儿对某种食物过敏，如鸡蛋、豆类、小麦等，也可能会引起大便干燥或便秘。

**2. 婴儿大便干燥家长该如何应对**

（1）逐渐引入新食物：在添加新食物时，要逐渐引入，让婴儿的胃肠道有足够的时间来适应新食物。

（2）保持水分摄入：在添加辅食的同时，要给婴儿摄入足够的水分，可以适当给婴儿喝一些温水，以增加婴儿的水分摄入。

（3）增加纤维素摄入：对于已进食固体食物的婴儿，可在辅食中适当增加一些高纤维素的蔬菜和水果，也可尝试用杂粮麦片或大麦麦片替代米粉，添加富含纤维素的果泥，以促进婴儿肠道蠕动。

（4）避免过度喂养：过度喂养会导致婴儿胃肠道负担过重，引起大便干燥，要合理控制婴儿的饮食量，避免过度喂养。

（5）适当运动：运动可以促进婴儿肠道蠕动，缓解大便干燥的情况。

（6）寻求专业医生帮助：如果婴儿的大便干燥情况持续不缓解或伴有食欲缺乏、腹胀、腹痛或呕吐、血便等其他症状，建议及时咨询医生，以获取专业的帮助。

### 如何添加辅食

通常情况下婴儿在 4~6 月龄添加辅食，早产儿在矫正月龄 4 月龄后可以考虑添加辅食。当婴儿发出"渴望辅食"的信号时，如关注大人进餐、大人进餐时婴儿流口水增多等，可以给婴儿尝试添加米粉，如果婴儿能正常进食，无抵触表现，提示婴儿已经做好添加辅食的准备。给婴儿添加辅食需要遵循回应性喂养的理念，即家长和婴儿形成良好的互动关系。辅食添加应遵循由少到多、由稀到稠、由细到粗的原则，逐步增加种类和数量。

（田　宇　王　琳）

# 14. 为什么要在**辅食**中及时添加**红肉**

《中国居民膳食指南（2022）》建议，婴儿满 6 月龄起必须添加辅食，首先添加肉泥、肝泥、强化铁的婴儿谷粉等富含铁元素的泥糊状食物。添加富含铁元素的辅食是保证婴幼儿铁需要，预防贫血发生的主要措施。

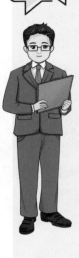

**专家说**

婴儿主要以母乳喂养为主。尽管母乳铁元素含量低，但吸收率高。加上胎儿在母体内尤其妊娠的最后3个月储存的铁量，基本可以供婴儿出生后4~6个月使用。但随着月龄增加，母乳中的铁含量逐渐下降，如果不及时添加辅食，或辅食含铁不足，则有可能出现缺铁性贫血。我国7~12月龄婴儿铁元素的推荐摄入量为每日10mg，其中97%的铁来自辅食。食物中的铁元素按照吸收机制与途径的不同分为两类，即血红素铁和非血红素铁。血红素铁主要存在于动物性食物（如瘦猪肉、牛肉、动物肝脏、动物血等），容易被人体吸收、利用，是铁元素的最佳来源。非血红素铁主要存在于植物性食物中（例如婴儿常吃的米粉，以及小麦、谷物、蔬菜、豆类等），非血红素铁吸收率低，还可能受膳食中其他食物成分影响（如绿叶菜含铁元素，同时还含有促进铁吸收的维生素C；绿叶菜中的植酸、草酸等可与铁元素形成不溶性铁盐，也会抑制铁的吸收）。所以，肉泥、肝泥等动物性食物补充铁元素的效果比较好。

**健康加油站**

铁元素对于儿童大脑的认知功能、运动和神经行为发育、生长发育和免疫功能等都起着非常重要的支持作用。长期铁缺乏导致缺铁性贫血、生长发育迟缓、免疫力下降等不良后果，甚至对儿童各个系统、器官的发育造成不可逆的损害。

缺铁性贫血是体内铁元素缺乏导致血红蛋白合成减少，临床上以小细胞低色素性贫血、血清铁蛋白减少和铁剂治疗有效为特点。贫血引发的症状是比较隐匿的，外观不易被发现。所以我们要重视定期体检，完善血常规检查是最及时有效的发现途径。日常生活中如果有以下现象也需要到医院检查是否贫血，如：①消化功能减退，食欲缺乏，生长发育迟缓；②疲倦乏力、毛发干燥；③精神状态不佳，脾气暴躁，烦躁易怒，或性格孤僻，对周围不感兴趣；④头晕耳鸣，注意力不集中，反应慢，理解力下降，甚至智力减退；⑤易生病，易反复感染；⑥皮肤苍白，尤其是在皮肤、眼睑结膜、甲床处。

（王晓燕）

# 15. 婴幼儿晚餐能不能吃肉，会不会**积食**

婴幼儿消化功能减弱，家长经常担心晚餐吃肉会积食，或者每当婴幼儿出现食欲缺乏、大便干燥、口气重等消化不良的表现时，就认为肉吃多了，只给婴幼儿提供白米粥、小米粥、面片汤及白水煮面等"清淡饮食"，这样做合理吗？

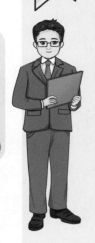

关键词

积食 蛋白质 食物多样化

　　肉类为人体提供蛋白质、脂肪、矿物质和 B 族维生素等多种营养素，是必不可少的食物。蛋白质是维持生命的能量来源，起着调节生理功能的重要作用。摄取充足、优质的蛋白质对于维持良好免疫功能以预防感染也尤为重要。膳食中肉、禽、鱼、蛋、奶等动物蛋白所含必需氨基酸种类齐全、数量充足、比例合适，而且氨基酸的构成更接近人体蛋白质，容易被消化吸收和利用，属于优质蛋白。没有单一一种食物含有人体所需要的全部营养素。因此，日常膳食中需要食物多样化并合理搭配，才能达到儿童生长发育的需求。每餐的膳食应包括谷薯类、蔬菜水果、畜禽鱼蛋、奶和大豆等食物中的 3 类及以上，每天食物种类达到 12 种以上，每周达到 25 种以上。其中鱼、蛋、畜肉及禽肉类食物平均每天 3 种以上，分配到一日三餐其实对胃肠负担更小。晚餐吃"清淡饮食"，不等于不能吃肉，无蛋白质或无脂饮食是误区，而是合理烹调，可采用蒸、煮、炖、焯、拌等烹调方式，减少或避免摄入高糖、高脂、高盐的食物，少食用油炸、烤制、腌制的食物。平衡膳食中不要求添加糖，若需要摄入，建议每日添加糖的摄入量应控制在 50g 以内，最好是 25g 以内。添加糖主要来源于加工食品，包括含糖饮料、糕点、饼干、甜品、冷饮及糖果等；部分来源于烹调用糖，如糖醋排骨、冰糖银耳羹等。也有家庭喜欢喝肉汤，但既要喝汤，更要吃肉。肉质部分的营养价值比汤高得多，汤和肉都摄入才能使食物中的营养素得到充分利用。

（王晓燕）

# 16. 婴幼儿对某些**食物过敏**该如何应对

过敏不是一个单独的症状，而是一个不断变化和发展的过程，即过敏进程，表现为从一种过敏状态进展为另一种的趋势。常见的过敏性问题包括食物过敏、皮肤过敏、过敏性鼻结膜炎、过敏性哮喘及严重过敏反应等。其中食物过敏已成为许多国家儿童最常见的慢性非传染性疾病之一。

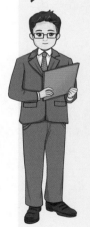

提到过敏，很多家长首先想到的是脸红、嘴肿、身上出疹子。大家最熟悉的过敏症状就是皮肤过敏。也有的婴幼儿过敏体现在呼吸道，最常见的是过敏性鼻炎，严重的发展为过敏性哮喘、反复发作性咳嗽。如果过敏发生在眼睛，可表现为眼痒、流泪、眼红、下眼睑肿胀或"黑眼圈"等过敏性结膜炎的特点。还有的婴幼儿因为长期过敏而导致睡眠、情绪不佳、生长发育障碍、矮小或消瘦。如果过敏发生在消化道，婴幼儿可出现腹泻、便秘、便血、呕吐及腹痛等不适的症状，婴幼儿会明显抗拒喝奶，尤其对于配方奶，且出现肛门周围发红。严重的过敏反应如果累及呼吸或心血管系统，治疗不及时可导致死亡。所以，家长们需要警惕及识别严重过敏反应的危险信号。

当确定为食物过敏或由食物诱发的其他过敏性疾病，最好的办法是在饮食中严格回避过敏食物。同时定期监测儿童的营养状况，及时调整膳食结构和补充微量营养素，以维持儿童的正常生长发育。以牛奶过敏为例，母乳喂养的婴幼儿应继续母乳喂养，乳母回避牛奶及其制品，并补充钙剂。配方奶喂养的婴幼儿在医生指导下选择深度水解或氨基酸配方喂养。除了配方奶，饮食中也需注意回避牛奶蛋白，例如蛋糕、饼干等零食中可能含有牛奶成分，家长在购买、储存及给婴幼儿食用食品前应仔细阅读标签，确定是否含有致敏原，避免无意摄入。

预防过敏固然重要，但也不能夸大过敏的判断和范围，盲目回避多种食物，致使可食用的食物种类减少而影响婴幼儿能量、蛋白质和微量营养素的摄入，导致营养不均衡甚至营养不良。母乳是婴幼儿唯一或主要营养来源，如果母亲不恰当回避多种食物既影响母乳的质量，也增加自身发生营养不足或缺乏的风险。

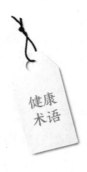

**食物过敏：** 指暴露于某种特定食物时出现的由特异免疫反应引起的不良健康影响。这种反应在接触某种特定的食物时可重复发生。

**过敏性疾病：** 指一组由于机体免疫系统对环境中典型无害物质产生的超敏反应性疾病。包括过敏性鼻炎、特应性皮炎、过敏性哮喘、食物过敏和严重过敏反应等。

（王晓燕）

# 17. 为什么有些婴幼儿喝**水解配方奶粉**大便是**绿色**的

牛奶蛋白过敏是一种由牛奶蛋白引起的异常免疫反应。牛奶蛋白过敏的儿童因无法进食整蛋白配方，需要回避牛奶蛋白及奶制品，选择低敏配方进行营养替代，例如深度水解配方或氨基酸配方。

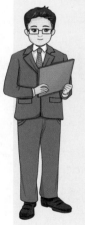

大多数轻中度牛奶蛋白过敏的问题建议使用深度水解配方替代。少数儿童对深度水解牛奶蛋白配方仍会过敏，或存在严重过敏反应，或除牛奶蛋白外还合并多种食物过敏，或表现由于拒食、腹泻、呕吐或反流造成生长障碍，便血，肠病等，以上情况需要使用氨基酸配方。

家长发现有的儿童喝水解配方奶后出现大便发绿，这主要与胆色素有关。人体中胆汁的主要作用是乳化脂肪酸，可以促进脂肪的消化和吸收。胆汁中含胆色素，大便的颜色受胆色素的影响。胆色素包括胆红素和胆绿素，它们之间可以互相转化。小肠中的胆汁会让大便呈现黄绿色，而当大便到结肠时，胆绿素被菌群还原作用又转变为胆红素，大便呈黄色。深度水解配方和氨基酸配方中的蛋白质都是经过水解的短肽或氨基酸，相当于在体外"消化"过，所以在肠道内停留时间比普通配方短，胆绿素未被转换为胆红素就随

牛奶蛋白过敏 水解配方 大便

粪便排出，所以大便呈现绿、墨绿甚至是黑绿色。如果家长观察儿童大便性状、次数都比较规律，儿童精神状态、饮食睡眠等稳定，则不用过度担心。大便的颜色也直接受到食物的影响。例如绿色蔬菜吃的多，大便的颜色也会偏绿；当儿童服用铁剂后有可能大便发黑。但如果大便的颜色异常（如呈红色、灰白色、绿色或黑色），并且找不到食物相关的原因，则需要带孩子及时就医。

**健康加油站**

蛋白质是由一个个氨基酸连成的一条肽链，肽链形成螺旋或折叠，进一步缠绕形成基团，各种基团按一定模式组合在一起，最终形成完整的蛋白结构。

牛奶蛋白对人体来说是一种异体大分子蛋白，其中某些成分有很强的致敏性。水解蛋白的目的就是把这些大分子蛋白变小，从而降低牛奶蛋白的致敏性。水解配方奶粉属于特殊医学用途婴儿配方食品。根据蛋白质的水解程度又分为部分水解配方、深度水解配方和氨基酸配方三类。不同的水解配方适合的人群也不同，应在医生的指导下选择使用。部分水解配方食品是将牛奶蛋白经过加热和 / 或酶解为小分子乳蛋白、肽段和氨基酸，以降低大分子牛奶蛋白的致敏性，适用于蛋白过敏高风险人群。深度水解配方是通过一定工艺将易引起过敏反应的大分子蛋白水解成短肽及游离氨基酸；氨基酸配方是由单体氨基酸代替蛋白质。后两者将变应原去除或不含变应原，适用于牛奶蛋白过敏人群。

（王晓燕）

# 18. 婴幼儿**挑食、偏食**
## 该如何应对

关键词

挑食、偏食是婴幼儿普遍存在的一个饮食的问题。不吃青菜、不喝奶，甚至有的婴幼儿因为不喜欢某种颜色而拒绝吃某种食物。婴幼儿挑食、偏食有各种各样的原因，纠正起来并非一朝一夕，需要家长的耐心和坚持不懈。

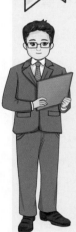

**专家说**

婴幼儿饮食行为的内涵包括婴幼儿进食行为、父母喂养行为、食物选择和进食氛围。进食的主体是婴幼儿，但与父母也息息相关。挑食、偏食的婴幼儿常表现为拒绝某一类食物，很多其他同龄孩子爱吃的食物都不爱吃；摄入食物种类少；拒绝尝试新食物；明显偏爱某一类食物，或只吃少数几样爱吃的食物；对食物不感兴趣；进食少、进食慢、吃饭不专心等。婴幼儿少吃、不爱吃的食物种类中蔬菜所占比例最高，其次为肉类、谷物。

**如何应对婴幼儿挑食、偏食**

**1. 矫正不良饮食行为** ①让孩子体验饥饿，获得饱感。不要在两餐之间以高能量的零食和饮料补偿餐中的摄入不足；②进餐时间 20~30 分钟适宜；③对新的食物要多次尝试；④把孩子不喜欢的食物混合在喜欢的食物中，由少到多直至孩子能接受；⑤减少进食

挑食 偏食 营养素

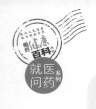

分心如看电视、讲故事、玩玩具等；⑥鼓励玩与食物有关的游戏，或用趣味性名称称呼食物，激发儿童对食物的兴趣，平时多给孩子讲解蔬菜或肉类的功效，让孩子熟悉食物；⑦根据年龄和生长特点，多创造训练咀嚼和吞咽不同质地的食物机会。

**2. 家长要以身作则** ①家长树立榜样，营造快乐的进食氛围，不威逼和哄骗孩子；②对饮食有恰当的期望，不强制吃完，吃饱允许停下；③不把甜点作奖赏，不买家长不希望孩子吃的食物；④对进食中的不良行为如推开汤匙、哭闹等采用暂时隔离法或移开食物的冷处理方法。

长期偏食、挑食，既可导致婴幼儿身材矮小、体重低，也可导致婴幼儿因营养摄入不均衡而超重或肥胖。矿物质、维生素等微量营养素摄入量也偏低。应定期监测营养状况，可在医生指导下补充相应的营养素制剂。

（王晓燕）

# 19. 为什么要关注婴幼儿的
# **饥饱感受**而不是限定饭量

婴幼儿在 0~2 岁从完全依赖喂养者喂食到独立进食，完成了"学习吃"的过程。在这个过程中，随着年龄的增长其饮食调节能力也在逐步增强，并通过一些非语言或语言的信号表达饥饿或饱腹。

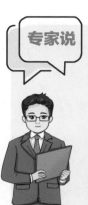

**专家说**

婴幼儿的生长发育不仅需要充足合理的营养来源，还包括良好的饮食技能、饮食行为和饮食氛围。在喂养中有的家长会积极与婴幼儿互动，婴幼儿也主动参与进食，双方都很享受就餐的过程。但有的家长粗心大意，对婴幼儿的信号缺少敏锐的观察和回应，缺乏对婴幼儿的鼓励，要么任由婴幼儿不吃，要么为了让婴幼儿多吃些而控制、强迫进食。不恰当的喂养方式会引起婴幼儿胃肠不适、进食经历不愉快，长期可导致生长不良、肥胖等营养问题，甚至影响他们长期的进食行为。一直被喂食的婴幼儿，由于他们从来不需要知道该吃多少，是否吃饱，每次进餐只是把大人规定的饭量吃完。因此长大以后，可能会不知饥饱。

有的家长担心婴幼儿知道饥饱吗？吃得少怕营养不良，但婴幼儿吃得多、吃的时间长、频率高又怕会撑坏。其实，婴幼儿自出生时就可以根据自身生长的需求调整食物的摄入量，并且还会发出饥饱信号告诉我们。例如新生儿通过哭表达饥饿；不会说话的婴幼儿将头转向喜欢的食物，或使身体或头部远离不喜欢的食物和吐出过多的食物等表达饱。因此，家长在喂养过程中需做到回应式喂养，鼓励但不强迫进食。当婴幼儿哭闹、吃手、喂饭时张大嘴巴、微笑地看着家长、伸手去拿勺子或食物、指向食物、看到食物时很兴奋，可能表示婴幼儿饥饿。反之，婴幼儿双唇紧闭、扭头躲避、喝奶时减慢或停止吮吸、入睡、注意力不

关键词 @

回应式喂养 饥饱 独立进食

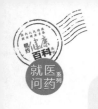

集中时可能已经饱了。家长就要做出饥饿时喂食，饱腹时停止的回应。同时鼓励婴幼儿尝试自我进食，培养吃饭的兴趣。在这个过程中，婴幼儿感受到家长会对他的需求做出反应，且满足他的需求，进而逐步建立安全依恋关系；婴幼儿也开始学习独立完成进食；勇于尝试新的口味和不同材质的食物；婴幼儿会认为进餐是件有趣的事情。

　　判断婴幼儿吃没吃饱及喂养是否良好，我们还可以通过观察大小便情况，定期监测婴幼儿的身高、体重等体格生长指标来判断，并可根据体格生长指标的变化及时调整营养和喂养。

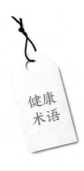

**回应式喂养：**是一种主动性的喂养方式，即婴幼儿通过动作、面部表情和语言发出信号；父母识别并及时、有情感、保持一致性地回应婴幼儿发出的信号，并与婴幼儿的发育水平相适应；婴幼儿逐渐感受和学习父母可能的信号回应。让婴幼儿逐步学会独立进食，并获得长期健康的营养及维持适宜的生长。

（王晓燕）

# 20. 婴幼儿天天**晒太阳**是否还需补充**维生素 D**

关键词

维生素 D 是一种脂溶性维生素，它的作用极其广泛。维生素 D 的主要作用为调节钙磷代谢，对骨骼和神经肌肉系统正常功能的维持有重要作用。同时对提高机体免疫力，减少自身免疫性疾病，减少呼吸道、消化道和心血管疾病，减少糖尿病、癌症、精神障碍等都起着积极作用。

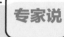

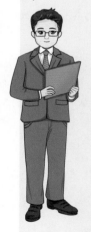

天然食物中维生素 D 很少，人体内所需的维生素 D 的主要来源是通过日光照射皮肤获得。皮肤组织所含的 7- 脱氢胆固醇是维生素 D 生物合成的前体，在阳光或紫外线的光化学反应作用下产生维生素 $D_3$（胆骨化醇），是人体的内源性维生素 D。理论上讲，充足的日光照射是预防儿童维生素 D 缺乏的重要措施。但现代生活方式和环境的改变可影响维生素 D 的获得。例如：①城市高层建筑阻挡阳光照射、空气污染减弱紫外线强度；②冬季日照的强度和时长均低于夏季；③儿童户外活动时间不足，户外活动时衣物遮盖或各种防晒措施的使用等，使儿童皮肤直接接触日光照射减少；④由于婴儿皮肤娇嫩以及存在紫外线诱发皮肤癌的风险，6 月龄以下的婴儿应尽量避免阳光直射；⑤母乳含有充足的能量和营养素，为儿童提供适量、

维生素 D　户外活动　日光照射

合理的蛋白质、脂肪、乳糖、维生素和矿物质等，但母乳中维生素 D 含量低。

综上所述，婴幼儿往往无法从日照和母乳中获得足够的维生素 D，需要补充维生素 D 制剂。

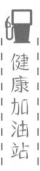

健康加油站

建议婴儿出生后尽早开始补充维生素 D 400~800IU，不同地区、不同季节可适当调整剂量。有高危因素的婴儿，例如早产儿、低体重儿、双胎儿，生后即应每日补充 800~1 000IU，3 月龄后改为每日补充 400~800IU。从婴儿期到青春期都需要补充维生素 D 至少每日补充 400IU。

（王晓燕）

# 21. 婴幼儿**指甲凹凸不平**
## 是怎么回事

父母非常关注孩子的各种生长发育情况，包括指甲的形态。健康儿童的指甲呈椭圆形或长方形，长轴呈纵向，大多平坦。有的孩子指甲凹凸不平引起家长的担忧。

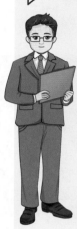

指甲凹凸不平在婴幼儿中十分常见，可以看到指甲粗糙、脆弱，指甲表面有小凹陷，也可有一条条的规则排列的纵向条纹，不透明，呈砂纸样外观。有的是单个指甲发生，有的是数个甚至所有的指甲和趾甲都出现，通常称为甲营养不良。指甲是身体快速生长的一部分，凹凸不平大多数情况下是暂时性变化，随着年龄增长可逐渐自愈。

甲营养不良发病机制不明，与很多因素相关，常见的因素是营养不良。婴幼儿时期是生长发育的重要时期，良好的营养对指甲的正常生长至关重要。缺乏关键营养元素可能影响角质层的形成，导致指甲异常。例如，蛋白质和钙是指甲的主要组成部分，蛋白质包含的氨基酸是指甲结构的基础，对于指甲的正常生长和强度至关重要。维生素 A 有助于维持指甲正常细胞的生长和修复。维生素 B 参与蛋白质代谢，促进角质形成，有助于减小指甲的脆性，维护指甲的健康和强度。维生素 C 参与胶原蛋白的合成，维护指甲的弹性和结构。缺铁可能导致指甲脆弱和发生凹陷。锌参与角质层的形成，有助于保持指甲的强度和光泽。ω-3 脂肪酸有助于维护指甲的弹性和防止干裂。因此，通过保持均衡的饮食，提供丰富的蛋白质、新鲜水果和蔬菜、全谷物、坚果等，以保障关键营养素的充足摄入，有助于儿童指甲的正常生长和发育。

其他影响因素还包括：①遗传因素，家族中可能存在某些特定的指甲形态，如凹凸不平；②外伤因素，

关键词

指甲　甲营养不良

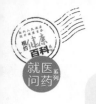

婴幼儿存在啃咬指甲的不良习惯，或频繁使用指甲，以及由于活泼好动，导致指甲磕碰引起损伤，形成凹陷或凸起；③真菌感染因素，尽管较为罕见，但婴幼儿也可能患有指甲真菌感染，湿润的环境为真菌繁殖提供条件，导致指甲异常。在面对儿童指甲凹凸不平时，建议家长首先观察变化的持续时间和伴随症状。若存在长时间的异常或伴随其他不适，建议就诊，以明确导致指甲异常的具体原因。

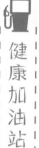

健康加油站

指甲护理应当作为日常卫生习惯的一部分，有助于保持婴幼儿指甲的整洁、健康和强度。经常使用温水和温和的肥皂轻柔地清洁指甲，特别是指甲床和指甲周围区域。确保彻底清洁，避免污垢和细菌滋生。使用锋利的指甲剪适当地修剪指甲。保持指甲自然的形状，不要修剪得太短，以减少造成指甲边缘的损伤或感染。帮助婴幼儿养成不咬指甲的习惯。使用天然的护手霜，特别是在寒冷或干燥的气候条件下，以防止指甲过度干燥和减小脆性。

（王晓燕）

# 22. 为什么有些婴幼儿需要 补锌

关键词 🔍 锌元素 生长迟缓 微量营养素

锌元素是人体必需的微量营养素，几乎参与人体内所有的代谢过程。锌元素缺乏时可导致儿童生长迟缓、免疫功能下降以及神经心理发育异常等。

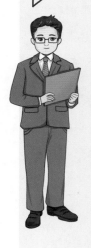

营养学把人类需要的营养物质分为两大类，宏量营养素和微量营养素。碳水化合物、脂肪和蛋白质需要量多，膳食所占比例大，被称为宏量营养素。微量营养素包括矿物质和维生素，其中矿物质分为常量元素（钙、磷、钾、钠、镁、氯、硫等元素）和微量元素（锌、铜、铁）。世界卫生组织将微量营养素缺乏定义为"隐性饥饿"。即人体内蛋白质、脂肪或碳水化合物不足时会使人产生饥饿感，而维生素和矿物质缺乏不会使人感到饥饿。但微量营养素如果摄入量明显不足，"隐性饥饿"同样是威胁儿童健康的重大问题。

锌元素的食物来源较丰富，动物性食物的锌元素含量最高，且具有高生物活性。牛肉、瘦猪肉、肝脏等均是富锌食物。海产品中牡蛎等贝类食物的锌元素含量也很高。

## 为什么还是有些儿童会缺锌

可能的原因包括：①挑食偏食导致肉类等富锌元素的动物性食物长期摄入不足是锌元素缺乏的主要原因，植物性食物中水果、蔬菜、根茎类食物的锌元素含量较低，谷物、坚果和豆类由于植酸干扰肠道锌元素的吸收，使锌元素的生物利用率降低，所以儿童膳食如果以植物性食物为主容易缺锌；②由于婴幼儿和青春期的青少年生长快速，对锌元素的需要量相对较高，是锌元素缺乏的高危人群；③初乳的锌元素含量高，但随后逐步下降，6月龄后母乳中的锌元素已无法满足婴幼儿的需要，必须从辅食中获得足量的锌，同样，如果辅食以植物性食物为主，则容易造成锌缺乏；④母亲妊娠期缺锌、早产/低出生体重、双胎/多胎等情况致使胎儿期锌元素储存不足也造成婴儿出生早期即出现锌缺乏的风险因素；⑤反复腹泻、呼吸道感染，使锌元素丢失增加而吸收减少，也是造成锌元素缺乏的重要因素。

因此，当婴幼儿存在缺锌的高危因素，又出现生长缓慢、脱发、反复感染、食欲缺乏、味觉减退、口周和肛周皮肤发红且易剥脱，以及神经精神变化等表现时，建议带孩子及时就医，在医生的指导下补充锌制剂。

（王晓燕）

三

# 婴幼儿
# 智能发育

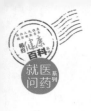

# 23. 孩子 1 岁多**不会说话**怎么办

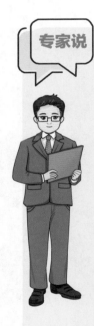

**关键词**

语言  发育  迟缓

0~3 岁是婴幼儿运动、语言、认知等能力飞速发育的阶段，尤其语言发展，孩子从只会哭闹到牙牙学语再到熟练运用语言交流，都令人欣慰。但也有的孩子 1 岁多仍然不开口说话，家长很焦急，应该怎么办呢？

**专家说**

语言在认知过程中起着非常重要的作用，儿童语言的获得是一个发生和发展的动态过程。尤其 1 岁前儿童语言的发展体现出有联系、有次序、有规律的特点。随着年龄的增长，孩子语言不断积累，由量变到质变，直到掌握语言技能。一般儿童出生后 1~3 年初步掌握母语，其中 0~1 岁是儿童语言形成的准备期，又称前语言阶段，1~3 岁是语言形成期。1 岁左右的孩子虽然还不会说话，但通过不断接受来自成人和环境的语言刺激，也在学习和积累，直到做好语音和理解的双重准备。所以，0~3 岁是孩子语言发育的关键期。家长要注意创造良好的语言环境，及时捕捉孩子的语言信息，鼓励其开口说话，并且及时给予回应。要多鼓励和强化孩子自主发音，正向促进，不要因为着急而训斥孩子。每个孩子发育速度不同，多数孩子 2 岁以后随着认知水平发展，语言理解和表达能力也会迅速提高，家长要与孩子多交流，并且可以通过亲子阅读等方法促进孩子的语言发展。针对孩子迟迟不开口说话的问题，家长也要注意观察孩子有无其他异常表现，例如听觉障碍、智力发育落后、孤独症等疾病因素也可导致说话晚，需要提高警惕，及时带孩子就医。

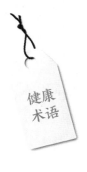

**关键期：** 又叫敏感期、临界期，指儿童形成某种反应或学习某种特定技能和行为的最佳年龄。在个体发育过程中，如果在某些行为发育的关键期给予儿童适当的条件或环境刺激，可有效促进儿童的发展。反之如果在这个时期缺少适当的刺激，儿童的技能形成过程可能事倍功半，甚至造成日后难以弥补的损失。

（张晓蕊）

# 24. 为什么同龄孩子**运动能力**那么好，我的孩子却什么都不会

　　运动发育是儿童神经心理发育中重要的组成部分，包括大运动和精细运动。运动发育遵循一定的规律，随着年龄增长而不断进展。有的家长发现，同龄的孩子已经会抬头、翻身、爬、独自站立或行走了，但自己的孩子却迟迟不会，这种情况有没有问题呢？

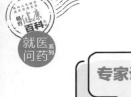

关键词

大运动 迟缓

**专家说**

　　自受孕开始直到成年，儿童都是处于一个动态进展且不断变化的过程，可以说生长发育贯穿了整个儿童期。

　　儿童生长发育遵循由上到下，由近到远，由粗到细，由低级到高级，由简单到复杂的规律，其中大运动发育也如此。孩子经历先抬头，后抬胸，再独立坐、站、走（从上到下）；先挥动手臂，再到手部活动，先控制腿部运动，再到由脚站立（由近到远）；先整个手掌抓握，再到手指灵活的拾取（由粗到细）；先会乱画线，再到画直线、圆以及更复杂的图形（由简单到复杂）；先会看、听、感受事物，再到认识、记忆、思维、分析、判断（由低级到高级）的整体过程。

　　除了以上的规律，大运动发育还有一定的里程碑。里程碑是有顺序的，绝大多数孩子获得一个能力后，才能发展和学会下一个能力，但具体到每个孩子也有个体差异。有的孩子可能越过某一项动作，而进展到下一个里程碑。例如，有的孩子一直都不会爬或者爬的不流畅，但能够独自站立和行走了，这也是没有问题的。同时，大运动里程碑是一个比较宽泛的范围。如果家长发现孩子已经 4 月龄仍不能稳定的抬头，需同时观察有无其他病态表现。例如，孩子的大运动发育是否明显且持续落后于同龄儿童，是否伴认知、语言、社交等其他方面的异常等。建议在医生指导下完成正规的神经发育测评，结合病史（例如早产儿、围产期缺氧等）、头颅影像学检查、实验室检查等综合评估，进行诊治。

健康加油站

**什么是大运动发育的里程碑**

里程碑指儿童发育阶段中获得某项大运动发育功能的年龄，它有一定的规律，例如 4 月龄时能够比较稳地抬头，6 月龄时可以双手向前撑住独坐，8 月龄时能够独立坐稳，11 月龄时可以独自站立片刻，1 岁半时可以独自走稳等等。

（张晓蕊）

# 25. 为什么有些孩子 1 岁
# 仍**无法独立行走**

家长经常通过对照同龄儿或运动发育里程碑来衡量自己孩子的发育进程是否合理。所以当发现自己的孩子到 1 岁还无法独立行走，只能由家长拉着手走几步时，就会开始担心自己的孩子是不是发育迟缓。

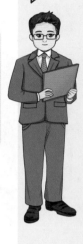

**专家说**

　　大运动又称大肌肉运动，指涉及胳膊、腿、足部或全身的较大幅度的运动，比如爬、跑、跳等。每个孩子的大运动都是遵循一定的里程碑不断发展的。大运动发育里程碑大致相当又相对不同，具有个体差异性。因此，只要在合理的范围内孩子能获得相当的能力，并且整体不断发展，发育就是合理的，不必担心。直立行走在人的发展中占有重要位置。多数孩子在12个月左右能够独自站立，并开始尝试扶物行走，到15个月左右可以走稳，说明孩子已经能够较好地控制自己的部分动作，具备更大的独立自主性。如果孩子迟迟不能独立行走，家长需要注意观察孩子是否已经具备独立行走的能力，但由于缺乏勇气不肯独立行走；或者有些孩子因为总被家长抱着，缺乏甚至丧失了锻炼机会。这时家长要多陪伴和帮助孩子进行训练，即使孩子摔倒也不要紧张慌乱，要多给孩子信心，并可借助一些工具（例如小推车等），锻炼孩子下肢力量，让孩子逐渐独立行走。当然也有一些孩子因疾病因素影响其大运动发育，例如脑瘫、甲状腺功能减退症、其他遗传代谢病等，此时孩子还可能同时存在其他感知觉发育异常，甚至有认知、语言、社交发育落后等，家长需要细心观察，发现孩子出现异常表现后及时就医，尽早干预。

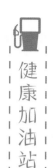

健康加油站

### 儿童运动发育迟缓

儿童运动发育迟缓又称精神运动发育迟缓。指儿童运动或智力技能落后，无法达到儿童正常发育里程碑所要求的程度，常于婴儿期出现相关表现，例如运动发育明显落后于正常婴儿，且迟迟无法追赶正常水平，早期运动发育迟缓的预后可能是正常的，但如果儿童出现明显运动异常表现，例如肌张力异常，或到幼儿时期儿童运动发育迟缓仍无明显改善，则可能存在终身运动异常。

（张晓蕊）

关键词

运动发育 迟缓 婴幼儿 双脚跳

# 26. 为什么有些孩子 2 岁仍不会**双脚跳**

婴幼儿动作的发展是儿童神经系统发育的重要标志，与其心理、智能发育密切相关。在婴幼儿期，其他智能发育相对还不完善，心理发展的水平多是由动作发育进展所表现和反映。如果孩子迟迟不能达到同年龄阶段的运动发育里程碑，需要警惕存在病态可能。

三　婴幼儿智能发育　│143

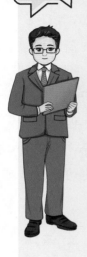

儿童动作发育过程遵循比较严密的内在规律，主要包括躯干的移动和手部的动作。躯干活动从抬头、翻身、爬行直到能独立行走。直立行走后，随着孩子接触的范围增大，更有利于各种感觉、语言的发展，促进其综合分析能力的发展。孩子2岁时开始具备跑、跳、踢球和双脚跳的能力，并能一步一台阶地上楼梯；自主用勺子吃饭；能一手拿物品，另一只手做动作，能尝试使用玩具的开关、旋钮，并能同时玩多个玩具。但这些技能对每个孩子来说并不是一定在2岁时都会具备，例如双脚跳，经过走、跑的阶段，部分孩子从1岁8个月开始，就具备双脚跳的能力，但也有很多的孩子可能要到2岁半甚至3岁才能双脚离地跳，这也是正常合理的发育进程。对儿童整体发育的评估也不能仅仅用某一项动作或者智能发育项目。如果发现孩子2岁了还不能双脚跳，家长可以通过一些游戏来鼓励和帮助孩子学习跳跃的能力，例如学青蛙、兔子等，如果孩子不能双脚同时离地，家长也不必着急，多给孩子做示范，或者让孩子跳起拿东西，并多做正向鼓励，都有利于孩子的运动发展。

（张晓蕊）

# 27. 孩子 3 岁了仍无法 **表达自己**的想法该如何应对

思维是人类所具有的高级认知活动，是人脑对客观事物的概括和简介的反映。它以感知、语言、表象等为基础，是智能的核心。思维涉及人类所有的认知和智能活动，儿童随年龄的增长经历不同的思维阶段，智能水平不断提高。3 岁的婴幼儿往往可以通过语言、动作等进行一些简单的表达，如果孩子持续不能表达自己的感受或想法，家长要如何应对呢？

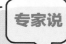

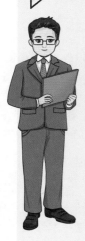

儿童神经心理发育包括感知、运动、语言等多方面，以及记忆、思维、情感、性格等心理活动的发展，与智能发育密切相关，是儿童健康成长的重要部分。儿童神经心理发育以神经系统发育和成熟作为物质基础。在儿童各系统成熟的过程中，神经系统发育早于其他系统。孩子出生后 2~3 年内，伴随脑重不断增加，神经心理逐步发展。一般 1 岁以后产生思维，3 岁以前具备最初级的形象思维，3 岁以后具备初步的抽象思维。同时 3 岁以内也是语言发育的快速阶段。3 岁时多数婴幼儿可以指出很多物品的名称，能够说出 2~3 个词组成的短句等。孩子的自我意识萌发，开始进行自我表达。当家长发现孩子到 3 岁仍然不能表达自己的想法时，需要注意从多方面去考察和评估。例如有

的孩子可能存在语言或智能发育障碍，不能理解事物，或者能理解但无法发音或表达，需要及时就医；也有的孩子因为环境因素的影响而回避表达，例如孩子曾经说出自己的想法后，被嘲笑、批评甚至惩罚，或者在陌生环境中感到恐惧；也有的孩子自己还没有表达，家长就提前满足了，没有给孩子表达的机会等，所以需要家长从多方面寻找和确认可疑的诱因。对于没有发现病态的孩子，家长创造良好的环境，鼓励和引导孩子自主表达，这是孩子持续不断进步的动力。也可以多让孩子与同龄儿童相处，有利于促进儿童表达。在孩子有需求的时候，家长多关注，引导孩子正确表达。如果发现孩子有比较明显的病态表现，例如大运动发育迟缓、完全不能理解家长指令、有异常神经系统体征等，要及时就医，做进一步的检查和治疗。

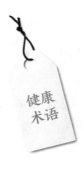

健康术语

**感性具象思维：** 在直接接触外界事物时感觉器官直接感觉到的具体。

**抽象逻辑思维：** 以抽象概念为形式的思维。主要依靠概念、判断和推理进行思维，是人类最基本也运用最广泛的思维方式，正常儿童都会逐步具备逻辑思维能力，但不同人之间有一定的个体差异。

（张晓蕊）

# 28. 孩子总是**流口水**，是**智力低下**吗

流口水，即流涎，是每个婴幼儿出生后几个月开始都会出现的表现，多数婴幼儿随着年龄的增长，流口水的表现会逐渐好转，但也有一些婴幼儿一两岁还总是流口水，很多家长担心这是智力低下的表现，孩子总是流口水和智力低下有关吗？

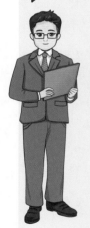

刚出生的婴儿唾液腺发育不成熟，唾液相对较少，口腔比较干，所以不会出现流口水的表现。3~4月龄时婴儿唾液增多，淀粉酶也增加，为后续添加辅食做好准备。5~6月龄的婴儿唾液分泌会更多，但婴儿口腔比较小，且吞咽功能比较差，所以常常会因为唾液吞咽不协调，而出现呛咳以及口水流出口外的现象。随着乳牙萌出，也会对牙龈三叉神经进行机械性刺激，导致唾液分泌增多，持续流口水。以上都和婴幼儿的生理特点有关，孩子往往不伴有其他异常表现。随着孩子年龄的增长，口腔深度的增加，能够更好地吞咽过多的口水，流涎的表现就会自然消失了。每个孩子流口水持续的时长也有个体差异，多数不超过2岁。如果孩子2岁以后仍持续流口水，则需要考虑是否存在病态。引起病理性流涎的因素有很多，例如常见的口腔炎、口腔溃疡、面神经麻痹、唾液分泌

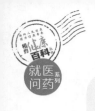

功能亢进等。有的智力低下的儿童也可能持续流口水，这与神经系统异常导致唾液分泌以及吞咽功能障碍等因素有关，例如运动或语言发育迟缓、记忆力或思维能力低下等，它可能由多种原因导致，例如围产期窒息、颅内出血、早产儿、神经系统感染、外伤、遗传代谢病、染色体病等。因此，孩子总是流口水不一定与智力低下相关，应该注意结合孩子的病史、其他表现以及智力发育测评等多方面情况综合判断和评估，确认引起流口水的原因。

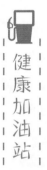

健康加油站

## 围产期健康状况对胎儿发育的影响

围产期指怀孕 28 周到产后 1 周这一分娩前后的重要时期。围产期跨越产前、产时和产后这一时间段，如果在围产期出现病理状态，导致胎儿缺氧，例如宫内窘迫、生后窒息等，容易导致胎儿神经系统损伤，严重者遗留神经系统后遗症，出现脑瘫、智力低下等病理状态。

（张晓蕊）

# 29. 孩子总是**吐舌头**，是**智力**有问题吗

大部分婴幼儿会从出生后两三个月开始出现吐舌头、吐口水等表现，很多孩子好像很喜欢这个动作，总是会频繁地吐舌头，看起来顽皮可爱，但有些家长却为此而担心，孩子总是吐舌头，是智力有问题吗？

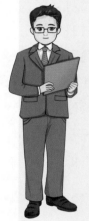

孩子在刚出生的时候，各个脏器功能发育还不健全，对肢体的控制能力还比较差，这时灵活的舌头就成为孩子接触和探索世界最有力的工具，这也是出生后早期所经历的口欲期的基础。口欲期是儿童成长发育过程中一个重要阶段，孩子会通过伸舌、咬、舔及吸吮等方式了解新事物，探索世界。在这一时期的孩子多数口腔活动都需要舌头的参与，这时如果只是有伸舌表现，但没有其他异常，不考虑病态，也不需要担心和处理，孩子吐舌头以及做舔、咬等动作是大脑发育并协调发展的过程。随着孩子长大，当大脑能够控制各种肢体活动时，孩子吐舌头的表现往往会逐步消失。除此之外，小月龄的孩子由于唾液吞咽不协调，总是流口水而需要用舌头舔舐，或者有些孩子可能存在一些口腔疾病，例如鹅口疮、口腔溃疡，咽部不适等，也会有伸舌表现。当然并不是每个孩子都喜欢吐

舌头，所以如果没有明显吐舌头表现，家长也不必担心。对于部分存在特殊疾病的孩子，例如染色体疾病、先天性甲状腺功能减退症等，可能会有特殊面容，表现为硬腭窄小、常张口伸舌、流涎或舌大而宽厚，常持续伸出口外等表现。此时孩子除了会表现出特殊面容外，还可能同时伴有生长发育迟缓、智能发育低下甚至肢体畸形、肿瘤等表现，家长需要提高警惕，及时带孩子就医，通过相关检查，确认孩子是否存在病态，导致既有伸舌表现及智力异常。但伸舌和智力落后之间并没有直接关系。

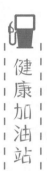

口欲期是由弗洛伊德所提出的儿童性心理发育期的第一个阶段，主要发生在婴儿出生后 0~18 个月。在这一时期内，婴儿主要通过口唇运动，例如对乳房或其他器具的吸吮等，来获得满足和快感。在口预期，婴幼儿通过口腔活动和咀嚼动作来探索和体验周围环境，这也有助于儿童的生理和心理发展。在口预期，儿童所表现出的吃手以及对母乳或奶瓶的依赖性不宜被打断和强行阻止，否则可能会导致成年后某些不良行为，例如贪吃、酗酒、咬指甲、性格悲观、依赖及洁癖等。

（张晓蕊）

# 30. 8 月龄了，叫孩子名字**没反应**怎么办

关键词

感知觉的发育是儿童智能发育过程中重要的一部分，其中包括视感知、听感知、味觉、嗅觉、皮肤感觉等多方面。听感知觉的发育与儿童的语言、运动发育等相关，因此需要密切监测儿童发育进展。但有些家长发现，孩子已经 8 月龄了，叫孩子名字的时候，孩子却仿佛没有听到、没有反应。该如何让应对呢？

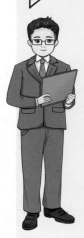

**专家说**

听感知觉的发育与儿童的语言发育等直接相关，是感知觉发育过程中重要的一环。婴儿出生时鼓室无空气，因此听觉很差。随着外耳道液体被吸收，婴幼儿的听觉会逐步提高，在出生后 3~7 天就会有比较好的听觉。在 3~4 月龄时，随着运动发育的进展，孩子会开始表现出头向声源的转动，也就是常说的追声，同时孩子当听到喜欢的声音能发出微笑。这个时期，孩子对于经常听到的词可能会表现出抬头、寻找等反应，说明孩子的听觉已经很好了，同时孩子也能逐步区分自己和其他人的名字，这也是智能发育进展的表现。在 7~9 月龄时，孩子开始能够确定声源，并且能理解、区别语言的意义，对于父母对其名字的呼唤会有更明确的反应和回应，表现为看向父母。如果孩子在 8~9 月龄时对父母呼唤其名字仍没有明确反应，首

听觉发育　智能　迟缓

先要注意孩子是否存在听觉方面的异常。如果孩子除了对呼唤其名字没有反应，在听到雷鸣或者巨响也没有而哭或者惊跳，在母亲靠近时也没有喜悦表现等，就可能提示孩子存在听觉异常，需要及时就医。另外，智力发育迟缓及存在精神、心理方面障碍的孩子（如孤独症患儿等），也可能有这样的表现，需要做相关的评测。

（张晓蕊）

四

# 婴幼儿
# 心理行为

# 31. 为什么有些孩子总是 "吃手" "啃指甲"

门诊中经常有家长因"吃手""啃指甲"等原因带孩子就诊，并明确描述想要检查"缺什么"。然而，"吃手""啃指甲"是否和营养素缺乏相关，是否只和"缺什么"相关，这需要具体问题、具体分析。

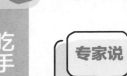

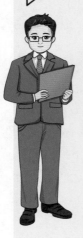

导致孩子出现"吃手""啃指甲"的原因主要包括以下几种。

**1. 生理现象**　婴幼儿多因正处于口欲期出现"吃手"的表现，属于一种正常的生理现象。口欲期，是一个心理学名词，用来描述儿童成长过程中的一个时期，由心理学家弗洛伊德提出。口欲期阶段一般发生在出生后 0~18 个月，在此期间，儿童专注于嘴里的事物，喜欢把所有触手可及的东西放进嘴巴里品尝，感觉其味道、质地、形状，并以此构建对世界的认识，获得心理满足。

那么，父母该如何应对呢？

在保证安全的情况下，可以不做过多干涉。要保证进入儿童口腔的物品（手、玩具等）保持清洁，并且无吞咽或导致呛咳的可能。尽量提供给孩子一些可以啃咬的食物或玩具，锻炼其口腔功能。

**2. 情绪安抚、模仿同伴**  超过口欲期年龄的婴幼儿如果出现"吃手"等表现，常出现在儿童心理紧张等情况，属于其自我安抚的一种表现。此外，如果身边的同学或朋友有"啃指甲"的习惯，也有可能出现互相效仿的情况。

那么，父母该如何应对呢？

（1）适当进行正面引导：家长可以用温和的方式说明这些不良习惯可能带来的后果，如通过显微镜或者绘本，让孩子意识到自己手上有很多"细菌怪"，告诉孩子手指甲上有很多细菌，吃进嘴里容易生病。

（2）及时转移注意力：家长可以给孩子一个平时喜欢的玩具，或者让其做一件其他的事情，替代"吃手""啃指甲"的行为活动，比如"宝贝，帮妈妈把 XX 拿过来"，或者和孩子做一些需要用双手进行的游戏，帮助其转移注意力。一定不要过多指责或者反复询问孩子"是不是又吃手了"这种问题，对于孩子来说，这反而是一种行为强化，导致他过度关注"吃手"这件事情。

（3）定期修剪指甲，注意手指部位润肤：因为当指甲折断或者出现倒刺时，会加重孩子咬指甲的冲动。勤剪指甲，注意润肤，可以避免上述情况的发生。

（4）营造轻松的家庭、学校氛围：如果孩子是因为心理压力而"吃手指""啃指甲"，最根本的方法还是要改善家庭环境，营造轻松的氛围。如果孩子是为了学习同伴，进而融入集体环境，建议鼓励孩子多参加集体活动和户外锻炼，发挥自己的潜能，促进身心健康发展。

**3. 营养素缺乏**　当孩子缺乏某种微量元素时也会出现"啃指甲"的现象。通常情况下孩子缺锌、缺铁会引起异食癖，也就是说孩子不喜欢吃正常的食物，嗜好吃一些非食物，如"吃手""吃纸"等。由于现在生活水平的改善及家长对于营养均衡的重视，营养素缺乏导致的"吃手"等现象大大减少。

那么，父母该如何应对呢？

注意日常饮食均衡，不吃零食，调整不良饮食习惯，家长以身作则，不偏食挑食，避免营养素缺乏情况发生。如果有可疑营养素缺乏情况，可以就诊于当地医院，完善营养素检查，根据结果，合理补充。如果没有检查条件，根据孩子偏食情况，酌情补充。

**饮食补充建议**

**1. 铁缺乏婴幼儿**　多食用红肉（猪、牛、羊等）、肝脏（猪肝、鸡肝等）、血制品（血豆腐等）。

**2. 锌缺乏婴幼儿**　多食用瘦肉、海产品、坚果等。

（金　娜　王建红）

# 32. 为什么有些孩子爱**咬人**

关键词

咬人　心理行为

咬人是婴幼儿期常见的行为现象之一，可能与牙齿萌出、情绪表达等各种原因有关，也可能与心理行为问题、神经发育障碍性疾病等有关。

**专家说**

婴幼儿咬人的原因多种多样，当孩子咬人时，家长需要尝试了解咬人的原因，这有助于更好地理解孩子的咬人行为，并采取适当的措施。

**1. 了解孩子咬人背后的原因**

（1）牙齿萌出：当孩子开始长牙时，牙龈会因为牙龈黏膜受到刺激而出现疼痛和发痒，可能会出现咬玩具、咬人等行为来刺激牙龈，缓解自身的不适感。

（2）探索世界：对于一些年龄较小的孩子，咬人可能是一种探索世界的方式，由于孩子还没有完全掌握如何控制自己的咬合力，因此可能会咬到自己或他人。他们也可能对被咬的人的不同表情和状况感到新奇。

（3）情绪表达：孩子在年龄较小的时候，无法用语言表达自己的情绪，当孩子处于高兴、生气、紧张等情绪时，可能通过咬人这一行为来宣泄情绪、表达不满、引起家长的注意或寻求安全感。

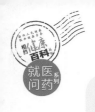

（4）模仿别人：孩子经常会观察并模仿周围的人和环境。如果他们看到其他人咬东西或用嘴巴去接触某些物体，在好奇心的驱使下，有可能会模仿这种行为并尝试去咬人。

（5）心理行为问题：孩子一般在 3 岁以上学会用语言表达自己的愿望或情绪，咬人的现象也会明显减少或完全消失。如果孩子到这个年龄阶段还继续咬人，或咬人情况严重或持续时间较长，提示存在疾病的可能，如孤独症、铅中毒、发育迟滞等疾病，需要家长及时关注并就医。

## 2. 孩子咬人，家长怎么办

（1）提供替代品：当孩子想要咬东西时，给他们提供一些安全的替代品，例如磨牙棒、玩具、书籍或安抚奶嘴等，这些替代品可以满足孩子口腔探索的需求，同时避免咬人行为的发生。

（2）引导正确的行为：当孩子咬人时，以温和的态度纠正和制止他们的行为，并引导他们正确的行为。不要过于严厉的惩罚或责备。建立积极的强化机制，及时给予积极的反馈和奖励，激励他们继续保持好的行为，并逐渐形成积极良好的习惯。

（3）给予孩子足够的关注和安全感：孩子咬人可能是因为他们感到不安、害怕或需要关注。家长可以给予孩子足够的关注和安全感，例如拥抱、亲吻、陪伴等，帮助他们建立自信和安全感。

（4）如果孩子除咬人、打人、扔东西及吐口水等攻击性行为，同时出现社交障碍、交流困难、刻板行为等异常，存在智力或社交等方面发育迟缓，可能提示孩子存在孤独症、发育迟滞等其他心理行为问题或神经发育障碍性疾病，家长需要寻求专业的医疗帮助，提供适当的支持和干预。

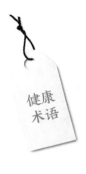

**牙萌出：** 指牙胚向口腔方向移动，并突破黏膜萌出到口腔内的过程。年龄因个体差异而异，一般婴幼儿在出生后 4~10 个月乳牙开始萌出，至 2 岁半左右全部长齐。

**孤独症：** 是一种广泛性发育障碍，表现为语言沟通障碍、社交障碍、兴趣狭窄和刻板行为等。病因尚未完全明了，可能与遗传、环境、脑器质性损害等因素有关。

（田　宇　王建红）

# 33. 为什么有些孩子 3 岁了还会**尿床**

夜间排尿是人体对膀胱充盈的觉醒反应，正常情况下，膀胱的充盈刺激可引起脑电波的改变，使人体从深睡眠状态转入浅睡眠状态，最终觉醒。夜间排尿是随着年龄逐渐发育成熟的生理过程，通常情况下，孩子从 2 岁开始建立这种反应，近 5 岁时接近完善。因此，对于 3 岁的孩子出现尿床，家长应该了解这可能只是正常发育的生理过程。

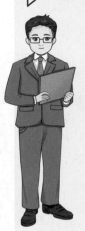

关键词 @

原发性遗尿 继发性遗尿

　　绝大多数遗尿且没有明显尿路或神经系统器质性病变者称为原发性遗尿，占 70%~80%。

　　对于原发性遗尿，家长可以按照以下方式引导。

　　（1）要认识到尿床不是孩子的错，避免指责孩子，多安慰鼓励孩子，减轻孩子的心理负担。

　　（2）孩子如果白天过度玩耍，夜间睡眠过沉，或晚餐及睡前饮水过多等，均会导致孩子在睡眠中不自觉的排尿，要养成良好的生活习惯，定时睡觉，睡前不过度玩耍，睡觉前 2 小时开始不再喝水。

　　（3）夜间掌握孩子的排尿规律，及时唤醒孩子，令孩子清醒后自行排尿，不接尿、不把尿，不能怕尿床多次叫醒。

　　（4）排尿功能训练，在白天鼓励孩子有意识地适度延长排尿时间，使膀胱容量逐渐增大，多存储尿量。当孩子的膀胱具备一定的贮存尿液的功能后，再训练排尿中途停止再排尿，这样时断时续地排尿，分次将尿排尽，以训练膀胱括约肌的功能，达到使孩子自己控制排尿的目的。

　　如通过生活规律的调整和排尿训练后仍有遗尿，或者日间常有尿频、尿急或排尿困难、尿流细等症状，应注意由于其他疾病所致的继发性遗尿，需带孩子到医院进行相关检查排除尿路畸形、尿道感染等因素，或者在医生指导下应用"遗尿报警器"和药物"去氨加压素"等治疗。

（王建红）

# 34. 为什么有些孩子总喜欢动来动去，是**多动症**吗

关键词

孩子喜欢动来动去并不一定就是多动症。孩子们天生就有活力和好奇心，他们通过身体活动来探索周围的世界，这是正常的成长过程。然而，如果孩子的活动水平超出了正常范围，如活动时不顾及危险、不遵守生活中的规则，伴随情绪不稳定等表现，则需要进一步评估。

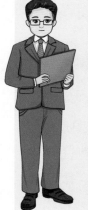

注意缺陷多动障碍，俗称"多动症"，是一种神经发育障碍性疾病，主要特征是与发育水平不相称的注意缺陷和/或多动冲动，通常在儿童期出现，并可能持续到成年。婴幼儿期有好动表现长大后不一定就是多动症，我们应该对其合理引导。

每个孩子都是独特的，他们的行为和发展速度可能会有所不同。对于婴幼儿的好动，家长可以通过观察和评估孩子的具体行为表现，给予合理引导，并可向医生反馈从而确定孩子发育情况，并提供相应的治疗建议和支持。以下建议可帮助家长应对孩子好动的情况。

（1）理解和接纳：首先，家长需要理解好动是孩子的天性，不要过于苛责或强制孩子安静。接纳孩子的个性，给予他们足够的自由和空间来释放能量。

注意缺陷多动障碍 神经发育障碍 身体活动

（2）设定明确的规则和界限：与孩子一起制定明确的规则和界限，让他们明白哪些行为是可以接受的，哪些是不可以接受的。这有助于孩子学会自我控制和约束。

（3）提供适当的活动：为孩子提供足够的体育活动和户外运动机会，让他们消耗多余的能量。这不仅可以满足孩子好动的需求，还有助于他们的身体健康。

（4）引导专注力：通过一些需要集中注意力的活动，如拼图、阅读绘本或绘画，来引导孩子的专注力。这些活动可以帮助孩子学会在需要时保持安静和专注。起病于童年期，影响可延续至成年。

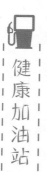

健康加油站

## 身体活动的 3 个核心要素

（1）骨骼肌收缩。

（2）高于基础代谢水平的能量消耗，基础代谢是指基础状态下（清晨、清醒状态、静卧、未做肌肉活动、前夜睡眠良好、测试时没有精神紧张、测试前至少禁食 12 小时、室内温度保持在 20~25℃、体温正常）的能量代谢。

（3）机体活动，指睡眠和静态行为以外的一切身体活动，除外面部表情肌、咀嚼肌等的运动。

（张丽丽　王建红）

# 35. 为什么有些孩子总是
# 注意力不集中

关键词

注意力　注意缺陷多动障碍

婴幼儿注意力的发展是一个复杂且渐进的过程，随着儿童的年龄增长而逐渐提高。在婴儿期通常以被动注意为主，婴儿会被一些新鲜事物吸引，本能地去注意它们，如对声音和光线的反应。随着年龄增长婴儿可以在被动注意的基础上，能够保持注意，如在大人的引导下，婴儿可以保持注意5秒至1分钟。1岁后孩子开始逐渐有了自发控制的主动注意，孩子可以自己调控注意到感兴趣的事情上，并且能保持2~3分钟。主动注意的时长逐渐增加。

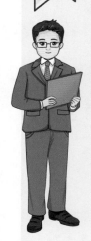

**专家说**

婴幼儿注意力的发展不仅与大脑发育的进程有关，还与认知、心理、情绪和社会性发展密切相关。家长在婴幼儿注意力发展过程中起着重要作用，应该根据孩子的年龄特点和需要，提供适当的刺激和支持，以促进他们注意力的发展。可以通过创造有序的环境及生活方式、培养孩子良好的兴趣和情绪、陪伴孩子进行互动性游戏、读绘本等方式来培养孩子的注意力，尽量减少婴幼儿接触电子产品的时间，因为过多过早使用电子产品可能会影响他们的注意力和其他心理发展。

孩子注意力不集中，常被认为是否患了"多动症"，即注意缺陷多动障碍，本病其实有注意缺陷和多

动、冲动两大核心症状，这两大核心症状可以单独存在，也可能同时出现在同一个孩子身上，因此"多动症"这个名称并不准确。本病患儿常表现出坐立不安、不能遵守规则、不能安静地玩耍、不停活动、话异常多、不喜欢思考、做事冲动、粗心、心不在焉、做事杂乱无章、不愿参加需要花费精力的活动等症状。如果孩子表现出了上述的大部分特征，家长就需要警惕孩子存在注意缺陷多动障碍的可能，并应及时求助于专业人士以确认。

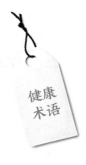

**注意力：**指能够集中注意于某种事物的能力，是很多认知能力发展的基础，因此对于儿童十分重要。

（李晓萌　王建红）

# 36. 为什么有些孩子总是
# 挤眼睛、清嗓子

儿童孩子总是挤眼睛、清嗓子，这种现象可能是由多种原因引起的，家长需留心观察，必要时及时就医。

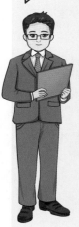

导致孩子出现这种现象的原因包括以下几种。

（1）模仿行为：孩子们有时会出于好奇或模仿他人的行为，而频繁地挤眼睛或清嗓子。这种模仿行为通常不伴随其他不适症状，且可以通过转移注意力或改变环境来改善。

（2）眼部或咽部疾病：如过敏性结膜炎，当眼部接触到花粉、灰尘或动物皮屑等过敏原时，可能引起过敏性结膜炎，导致眼部不适，孩子可能通过挤眼睛来缓解这种不适；如咽炎，咽部受到炎症刺激时，如干燥、疼痛或瘙痒，孩子可能会频繁清嗓子以缓解不适。

（3）抽动障碍：是指身体任何部位肌群出现固定或游走性的不自主、无目的、重复、快速地收缩动作。抽动多发生于头面部小肌群，可表现为运动性发作和发声性发作，如不自主、无意识的眨眼、清嗓子等，其发生由遗传因素、心理因素或环境因素等多种原因引起。需要注意的是，抽动症的症状在不同患者间可能存在差异，且可能会随时间变化。

（4）其他因素：除了上述原因外，还可能有其他因素导致孩子频繁挤眼睛或清嗓子，如环境因素（如干燥的空气）、情绪问题（如焦虑、紧张）或不良习惯等。

为了明确孩子频繁挤眼睛、清嗓子的具体原因，建议家长及时带孩子到医院就诊，进行专业的检查和评估。医生会根据孩子的具体情况，给出相应的诊断和治疗建议。

关键词

模仿行为　抽动障碍

抽动障碍是一种慢性神经精神疾病，多在儿童和青少年时期起病，大多在 10 岁前发病，约 1/3 患儿的症状可持续至成年。患病率为 1%~7%，男童多于女童。抽动的表现多从头面部开始，可表现为挤眼、噘嘴、口角抽动、皱眉、舔舌、吸鼻、摇头、扭颈及耸肩，也可表现为清嗓子、干咳、嗅鼻、犬吠声、尖叫及秽语等，继续发展可出现上下肢、肩、腹肌、躯干等大肌群的抽动。严重的抽动发作表现为剧烈的肢体抽动伴发声，影响正常生活。抽动发作具有波动性，通常睡眠后发作消失。患儿可在短时间内自主控制抽动，但难以长时间控制抽动。

（卢贺阳　王建红）

## 37. 为什么有些孩子会**黏人**，无论外出还是睡觉都要抱着自己的毛巾

黏人和对特定物品的依恋是儿童发展过程中最常遇到的问题，是儿童自身发展过程中由于能力不足、独立性欠缺以及情感替代等多种原因引起，这种行为随年龄增长大多数会逐渐减少，需要家长帮助孩子培养解决问题以及独立自主等良好行为习惯。

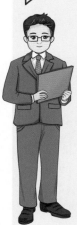

关键词

焦虑　独立性依恋

**1. 孩子黏人的原因**

（1）寻求安全感：孩子可能从主要照顾者那里寻求安全感，因此他们可能会一直跟随这个人，以确保自己感到安全和受保护。

（2）渴望关注：通过黏人这种行为，获得更多的注意和关心。

（3）独立性不足：当孩子年龄较小，还没有完全发展出独立性，面对自己不能处理的问题时，会依赖主要照顾者来帮助他们。

（4）生活习惯：孩子的黏人行为也可能与他们的日常生活习惯有关，如果他们习惯了与主要照顾者保持近距离，那么他们可能会觉得这是正常的行为。

**2. 应对措施**　对于孩子黏人的行为，家长和照顾者需要保持耐心和理解。同时，也可以通过一些方法来鼓励孩子发展独立性。

（1）设定清晰的界限：让孩子知道什么时候可以黏人，什么时候需要独立完成任务，这样可以帮助他们建立自我意识和独立性。

（2）鼓励孩子尝试新事物：鼓励孩子尝试自己完成任务，即使他们失败了也要给予鼓励和支持，这可以帮助他们建立自信心和独立性。

（3）提供安全感：确保孩子感到安全和受保护，这样可以减少他们的焦虑和不安全感，从而减少黏人的行为。

（4）给予关注：在孩子需要关注时给予足够的关注，这可以满足需求，同时减少孩子黏人的倾向。

### 3. 为什么孩子无论睡觉还是外出都要抱着自己的毛巾

（1）对特定物品的依恋：孩子可能对毛巾产生了依恋，将毛巾视为一种情感寄托。这种依恋可能源于对母亲或主要照顾者的依恋，当他们不在身边时，孩子会用毛巾来代替他们，以获得一种安全感。

（2）缓解焦虑：孩子在面对新环境或者压力大的时候，可能会感到不安和焦虑，抱着自己的毛巾可以缓解这种焦虑感，让孩子感到安全和放松。

（3）习惯和喜好：有些孩子可能会对特定的物品产生偏好，比如毛巾。这可能是因为他们喜欢毛巾的质地、颜色或形状，或者因为毛巾对他们来说有特殊的意义。但是无论是什么原因，父母都要尊重孩子的这种行为，同时还要注意培养孩子的独立性和自信心。可以通过与孩子沟通、引导他们尝试新的方式来帮助他们克服对毛巾的过度依恋。同时，也要注意保持毛巾的清洁和卫生，避免对孩子造成健康上的影响。

（王　蕾　王建红）

# 38. 为什么有些孩子睡前总会
# 摩擦腿部或生殖器

小儿夹腿综合征，也称为小儿情感交叉擦腿综合征或习惯性交叉擦腿综合征，指小儿通过摩擦会阴部引起兴奋的一种习惯性动作。多见于婴幼儿，女童较男童多见。

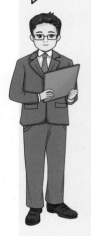

小儿夹腿综合征，目前病因不明，治疗尚不统一。发作时儿童通过摩擦腿或借助于其他物体摩擦外阴或外生殖器，从而引起兴奋的一种运动行为障碍。表现为两腿并拢或交叉，或利用桌子或椅子角摩擦外阴。摩擦时伴有面色潮红、眼神凝视、额头或全身出汗等现象。儿童在这种行为过程中神志清楚，每次持续数分钟，发作次数不等，可每日一次到数次，或数日发作一次。多于入睡前、刚睡醒时或单独玩耍时出现，当从床上抱起或改变体位时，动作可停止，较大的儿童可被有意识地中断，但打断时多会引起儿童的不满。

**1. 病因** 目前病因尚不清楚，考虑和局部的刺激及神经心理等综合因素有关。当然也有一些疾病，如癫痫发作，需要请医生帮助鉴别。

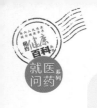

**2. 应对方法**　其实在临床中，小儿夹腿综合征并不少见，家长不必焦虑紧张，要消除恐惧心理，避免对儿童采取打骂等简单粗暴的处理方法，要积极地面对处理。

针对上述可能的病因，家长可以采取下述措施。

（1）应选择纯棉、宽松舒适的内裤、外裤，避免穿着紧身衣物，因其容易导致局部闷热、瘙痒不适而引发孩子抓挠外阴或外生殖器部位。

（2）注意外阴的不洁净因素，养成适量喝水，定期排尿的习惯，每日流水清洗外阴或外生殖器，如有局部的皮疹等注意及时处理。

（3）创造良好的家庭氛围、和睦的亲子关系，家长多陪伴儿童、减少不良心理因素带来的儿童心理问题。

（4）增加体育活动，这样可以缩短上床入睡时间，睡醒后应及时起床。

（5）对于小年龄孩子，可采用抱睡的方式、待睡着后再放下，或者睡前陪伴讲故事等方法引导入睡。

（6）发生夹腿问题时，可采用转移注意力的方法打断，避免训斥或强行纠正。

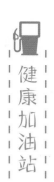
**患夹腿综合征对孩子以后有影响吗**

小儿夹腿综合征，一般预后良好。但是需要与癫痫发作等疾病相鉴别。对于年龄稍大一些的孩子，如果在集体生活中，仍出现此类现象，有时会导致他人的嘲弄、从而给孩子心理带来负面影响。目前，尚没有充分的证据证明夹腿综合征和性早熟必然相关，可以观察孩子的生长发育情况，必要时完善相关检查。

（李　娜　王建红）

# 39. 为什么有些孩子一不满足、不顺心就会**发脾气**

发脾气是指儿童在受到挫折后哭叫吵闹的现象。表现为大哭大闹，甚至在地上打滚，或者用头撞墙，破坏自己的玩具等过激行为。劝阻或关注往往会使其变本加厉。通常自己的要求得到满足后或无人理睬一段时间才能自行结束。

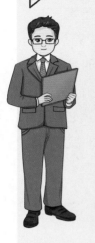

生气或发脾气在婴儿期就可见，是孩子最早出现的情绪之一，以幼儿和学龄前儿童更为常见，与儿童本身的发育水平以及外界环境，尤其是抚养人的不正确应答密切相关。引发儿童生气或者发脾气的因素随年龄变化而有所不同。在婴幼儿中，由于神经系统发育不完善，其情绪反应往往不稳定，如有些儿童在表达自己的需求和感受时，可能因为语言表达能力不足，导致无法准确表达自己的意思，需求不能被满足，从而出现发脾气的行为；有的则是过度依赖父母，儿童在成长过程中对父母的依赖程度会逐渐增加，如果父母不能满足儿童的需求，可能会产生不满和焦虑的情绪，从而出现上述行为。还有的儿童缺乏情绪调节能力，家长对儿童各种要求一味满足，长此以往养成习惯，一旦条件无法满足则发脾气甚至暴怒。发脾气是通过学习不断强化的，刚开始偶尔发脾气，若此时家长为暂时缓解其情绪而满足其要求，则会强化儿童发脾气的行为。发脾气本身不会造成严重后果，但任其发展可造成儿童情绪不良，社会适应能力下降，进而影响儿童的学业及社会成就。针对这种情况，家长可以采取以下措施。

（1）建立良好的沟通方式：家长与儿童多交流，了解儿童的需求和感受，帮助儿童学会用语言表达自己的情绪和意愿。

（2）给予儿童足够的关注和支持：家长尽可能多地关注儿童的情感需求，给予儿童足够的支持和安慰，加强回应性照护。

（3）培养儿童的情绪调节能力：逐步引导儿童学会识别和调节自己的情绪，如教儿童如何平静下来等。同时，家长也应该注意自己的言行举止，为儿童树立良好的榜样。

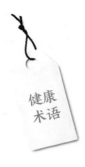
健康术语

**过激行为：** 儿童在遇到挫折或痛苦时，出现了一些超出常人接受范围的激烈反应。

**情绪调节：** 面对情绪问题时，通过自我认知、行为、环境调整等方式来缓解或解决情绪问题的能力。

**过度依赖：** 日常生活中过分依赖他人，缺乏自我决策能力和独立性。

**回应性照护：** 积极主动、全心全意地回应儿童的生理和心理的需求，理解并回应儿童的哭闹、语言、表情和动作，做到密切观察儿童的动作、声音等线索，通过肌肤接触、眼神、微笑、语言等形式，对儿童的需求做出及时且恰当的回应。

**儿童情绪不良：** 是一种常见的心理问题，通常表现为焦虑、抑郁、愤怒、恐惧等负面情绪。

**社会适应能力：** 儿童在面对各种社会环境时，能够适应社会规则、与他人建立良好的关系、处理各种社会问题以及有自我管理的能力。

（许　琪　王建红）

# 40. 为什么**做游戏**时有些孩子**无法融入**

儿童的社交能力是从小养成的，1岁半到2岁是儿童的语言发育敏感期，能用简单语言表达部分需求和感觉。这时进行一些社交游戏将能更好地促进语言、性格等方面的发展。在此阶段，孩子刚开始真正意义上的社会交往，他会逐渐意识到，生活中除了父母还有其他大人，其他的孩子也有跟自己同样的需求、行为和感受，这种意识会让他们不太适应。此时，孩子的心理还没有完全构建起社会交往的基本框架，于是胆小、孤僻、霸道等性格特点就产生了，导致和其他孩子做游戏时无法融入进去。

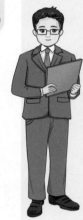

关键词

语言发育 社交游戏

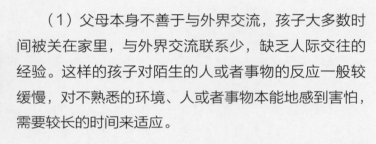

专家说

孩子在社交游戏时表现出来的问题大致受到 4 个方面的影响。

（1）父母本身不善于与外界交流，孩子大多数时间被关在家里，与外界交流联系少，缺乏人际交往的经验。这样的孩子对陌生的人或者事物的反应一般较缓慢，对不熟悉的环境、人或者事物本能地感到害怕，需要较长的时间来适应。

（2）有些父母教育孩子时总是采取强求孩子说话、表演等方式，如果孩子因为紧张或缺少心理准备而不愿意照做时，常常会受到父母的责备，久而久之，这种挫败感也会导致孩子害怕交往。

（3）孩子缺少固定的伙伴，现在很多家庭都和亲戚住得比较远，不方便往来。而住在附近的朋友，可能某一段时间玩得还可以，但常会因为各种各样的原因不能长时间在一起玩，经常更换游戏伙伴也会很容易导致孩子不愿与别人交往。

（4）对于年龄小的孩子，父母带他们出去玩耍时，常常会担心孩子在玩耍中"被欺负"或"受伤"，这种担心的心理使父母不能完全放心地让孩子自由地和其他小朋友接触。

如果孩子天性胆小，父母也不要着急，要尊重孩子的意愿，允许孩子有一个逐步适应的过程。同时，父母也要积极为孩子创造与外界接触的机会。遇到年龄相近的小朋友，鼓励孩子主动和别人打招呼，一起玩耍。在与他人互动过程中对孩子多肯定、少批评，抓住孩子在社交游戏中的进步给予加油鼓励，让孩子逐步体会与他人交往成功的乐趣，激发出孩子在社交游戏中的潜能。

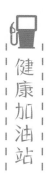

健康加油站

### 儿童的语言发育敏感期

语言是人类沟通和互动的重要工具，也是孩子日后学习成长的基础，因此学好语言对孩子的发展尤为重要。3岁前是孩子语言发育的黄金敏感期，如果抓住这个时间段，让孩子掌握更多的词汇量，那么他们在语言方面的能力将会得到很快的提高。

（周源源　钟　燕）

# 41. 为什么有些孩子
# 胆小、怕黑

在儿童的成长过程中，恐惧感是一种正常的现象，它与儿童的心理与生理发育相关，不同年龄阶段有不同的恐惧对象；大多数3岁前的婴幼儿都是怕黑的。

**专家说**

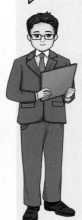

儿童胆小、怕黑的原因

**1. 缺乏良好的时间感** 随着自我意识的发展，1~3岁孩子开始出现和爸爸妈妈的"分离焦虑"，这会加剧孩子睡前的怕黑问题。但是在这个阶段对于时间的感知还不稳定，在黑暗环境下，"分离焦虑"的体验感会更加强烈，因此孩子往往会产生较大的不安全感。

**2. 缺乏情绪控制能力** 3岁前孩子的认知能力和情绪控制力的发展还处于比较低的水平。当受到惊吓或者感到害怕时，他们不知道如何使自己平静下来。因此，孩子通常以情绪冲动的形式（如大哭）表现出来。

**3. 缺乏区分幻想和现实的能力** 虽然有些孩子已经能够分辨图片中的动物只是图片，不会真的跑出来，但他们在很多情况下仍然会把自己的幻想与现实情况弄混。比如，很多孩子玩过家家时会认为手中的那些玩偶真的具有生命。因此，当他们说害怕晚上有怪物出现，这种感受是非常真切的。

家长可通过一些正确的方式应对。首先，接纳孩子的恐惧，让孩子感受到你的陪伴与支持。例如：孩子怕黑，怕的不是黑暗本身，而是爸爸妈妈离开，只剩下自己一个人。这个时候任何的呵斥都没有一个拥抱来的及时有效。其次，带孩子认识和了解让他恐惧的事物。比如，可以和孩子一起做个"黑暗探索"的游戏，我们把房间里的灯都关掉，然后用手电筒照亮周围，一起寻找那些隐藏在黑暗中的"宝藏"。最后，在日常生活中不要制造恐惧。有些父母为让孩子听话，经常喜欢吓唬孩子。所以，作为家长，应通过正确引导，打开孩子的心结，与孩子一起度过这个恐惧敏感期。

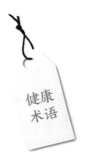

**恐惧敏感期：**孩子从 1 岁开始进入恐惧敏感期，容易对黑暗、声音、陌生的人物与事物产生不安反应。这个阶段的心理发育很重要，恐惧心理会增强。所以这段时间父母尽量不要让一些不好的事情在孩子心里留下深刻的印象。孩子可能在很长一段时间表现出极度恐惧的状态。

（周源源　钟　燕）

# 42. 为什么有些孩子**不喜欢与人分享**玩具，甚至会争抢

先有独享，后有分享。脑科学解释，26 月龄左右的婴幼儿还不完全能够做到主动与他人分享玩具。这是由于他们的自我意识能力正在发育，他们在建立物权归属意识。他们的玩具，甚至是他们喜欢的人都被

他们标上"我的"标签。当别人接近他们的玩具时，他们会有一种"领地被侵犯"的感觉，进而本能的对别人发起攻击。这一切都是由于他们自我意识的发展，"我的"这一概念已经在他们心中逐渐形成。

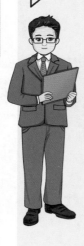

关键词

独享 自我意识

3 岁以下的孩子不愿与人分享的原因，主要包括以下几点。

**1. 日常生活经验少，分享意识不到位** 孩子不愿与人分享玩具，与日常生活经验较少密切相关。3 岁以下的孩子认为分享食物，食物就会被吃掉、不可能再有了，于是误以为分享玩具也是一样，分享出去后自己就失去了对玩具的控制权。此年龄段的孩子还不能做到完全平等、自愿、非功利性地与人共享资源，会以为应该先分给自己，确保自己有一份，分给自己多的、大的、好的那一份，会把自己多余的、不喜欢的、不需要的分给别人。分享的时候会以交换为条件，渴望得到成人的表扬。

**2. 心理发展水平有限，分享对象有选择** 与小朋友之间相比，与大人之间的分享行为更多，其中与家人分享比与外人分享更多；与陌生小朋友相比，与熟悉的小朋友分享更多；与新颖玩具相比，更愿意分享普通玩具。

**3. 成人逗孩子的方法不得当，分享意识被误导** 孩子惹人喜爱，很多成人都喜欢逗孩子，但是逗乐不当也会误导孩子。有的成人提出要分享孩子的玩具，如果孩子不答应，成人就佯装争抢，以致孩子被吓到，以后再不愿意与人分享。

**4. 家人围着孩子转，分享锻炼机会少**　现在的孩子有些是独生子女，没有和兄弟姐妹分享的机会，如果成人也支持孩子独享，就很容易让孩子变得一切以自我为中心，只知道自己有需要，不知道需要分享，可以分享。

每次遇到孩子不愿意"分享"玩具，或者别人不愿意将自己的玩具"分享"出来时，我们始终都要秉承尊重、理解和接纳的态度。因为"分享"是意愿，"不分享"是权力，每个孩子都有保护自己的玩具的权力，不分享不一定是自私的表现。

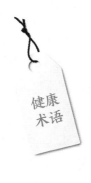

健康
术语

**自我意识：**指个体对自己的各种身心状态的认识、体验和愿望。它具有目的性和能动性等特点，它对人格的形成、发展起着调节、监控和矫正的作用。自我意识是意识的一种形式，是指人对自身的意识。主要包括3个方面：我的身体状况、我的心理状况、我的人际关系。自我意识是一种认识自我的能力，对人格的发展有重要的影响，是性格的自我塑造系统，一个良好的自我意识可以形成一个良好的个性，可以让学习和工作效率变得更好。

（周源源　钟　燕）

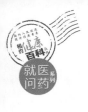

# 43. 孩子不与父母对视，叫其名字不理人，是患**孤独症**吗

孤独症是以不同程度的社会交往和沟通障碍、狭隘兴趣和刻板行为为主要特征的神经发育障碍性疾病。

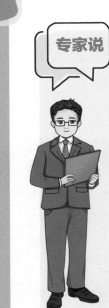

**专家说**

一般有五大原则判断孤独症：①"不看"，孤独症患儿在婴儿期（如8~9月龄）时，家长会发现孩子不会和父母对视；②"不应"，家里人叫孩子名字的时候，他不会回头看，也不会回应父母；③"不指"，没有姿势语言，不会通过摇头、点头、手指等肢体动作表达需求和意愿；④"不说"，不会主动使用语言，不会用说话的方式表达自己的要求，也不会与人对话；⑤"不当"，孩子的行为与同龄儿相比，行为方式非常奇特，比如喜欢反复按开关、开关门等重复性动作。如果孩子有以上5个方面的表现，需要尽早到正规医院完善相关检查。

孩子不与父母对视，叫其名字不搭理人，不一定就是孤独症。特别是很多小月龄孩子的父母经常陷入孤独症的恐慌之中，觉得偶有一次呼叫孩子不应，没有很快地对视，就认为有异常，其实有时孩子在专注他们自己感兴趣的事物。当然如果孩子经常出现对视少，叫名字不理人的现象，还是需要注意除外认知不足或者听觉有异常等原因所致。如果有在与大龄的孩子说话时，眼神对视较少，或者对视时间非常短，或者是父母说话时孩子双眼无神、心不在焉，那也需要专业的医生排除孩子是否存在专注力缺陷等问题。

有些孩子天生比较胆小，性格比较内敛，家长陪伴少，通常让孩子在家自己看电视、玩手机，时间长后，孩子的感情变得淡漠，因为不被关注，所以也不会关注别人。这类孩子往往并没有出现言语交流障碍、兴趣狭窄等孤独症的症状，只是社交方面比别人差一些，不善于交际、言辞。家长要让孩子从小多与外人接触，学会和别人沟通与交往。同时，父母要有意识地培养孩子的自立和抗打击能力。此外，一旦发现孩子性格内向，或者是出现语言发育迟缓，应及时到专业医疗机构诊断与治疗，大部分的患儿可以通过专业治疗得到改善，甚至恢复正常。

（周源源　钟　燕）

# 44. 孩子总喜欢**站着排便**该如何应对

2~4 岁的孩子正处在肛欲期，也是训练孩子排便的黄金年龄，孩子通过排大小便，是一种感受快乐和缓解压力的方式。而有些孩子白

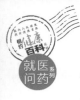

天不穿纸尿裤，排尿也能使用坐便器，但每次非要穿上纸尿裤站着排便，不敢使用坐便器排便。这说明孩子需要一些额外的引导，才能学会坐位排便。

 专家说

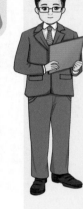

家长可以通过以下几种方式引导儿童使用坐便器排便。

**1. 避免长时间穿纸尿裤** 孩子长期穿着纸尿裤可能养成站着排便的习惯，到 2~3 岁时不能再给孩子穿纸尿裤，可以让孩子逐渐形成用坐便排便的意识。

**2. 如厕训练** 带孩子去厕所大小便，或给孩子准备一个漂亮的小马桶，让孩子坐在上面排尿排便，逐渐形成用坐便排便的习惯。通过逐渐增加如厕的时间和频率，慢慢形成相对固定和规律的如厕时间。引导过程，最好与孩子共同制订一些激励计划。总之，花心思"利诱"，决不能"威逼"。

**3. 排便教育** 给孩子讲解排便的正确方式，可以通过给孩子示范、讲解知识、看动画片、看如厕训练相关的绘本等方式，让孩子逐渐养成用坐便的意识，但不要采用粗暴制止，对孩子说"不准这样做"，这样并不能解决问题，相反还可能会让孩子不敢排便，从而增加便秘的风险。

**4. 循序渐进** 当孩子使用坐便器的时间呈现出规律，且每次大概能坐 5~10 分钟时，就可以慢慢靠近终极目标——使用坐便器排便。关键点是要注意观察孩子喜欢穿纸尿裤排便的时间、地点（如沙发背后或卧室的某个角落）。从孩子习惯的排便地点，慢慢挪到最终希望的排便地点——厕所坐便。

总之，让孩子学会使用坐便器排便，需要技巧，更需要耐心，过程看起来很复杂、漫长，但这就是陪孩子慢慢长大的过程。

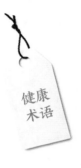

健康术语

**肛欲期：**主要在 1~2 岁间，这一时期孩子主要通过粪便的保留和排出获得快感，这也是父母训练孩子学习有规律的排便的时期，因而使孩子认为他的排便与否可以对父母产生影响。肛欲期的发展障碍可以对以后的精神发育产生广泛影响，例如强迫人格就被称为肛欲性格。

（周源源　钟　燕）

# 45. 孩子每天看**手机**、**电视**等屏幕的时间要控制在多长时间之内

根据世界卫生组织的官方指南，2 岁以下的儿童不应有看屏幕的时间，2~3 岁的孩子每天最多 1 小时，持续时间越少越好。最新的调

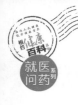

查报告显示，0~6 岁孩子在 2022 年平均每天看屏幕（包括平板电脑、手机和电视等）的时间为 100 分钟，较 2021 年增加了 7 分钟。从调查中获悉，1/4 的 0~1 岁孩子的父母表示，他们的孩子每天花在屏幕的时间至少超过 2 小时，1/5 的孩子使用数字媒体的时间超过 3 小时。

关键词

屏幕 语言 视力

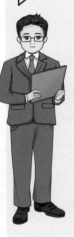

看屏幕时间过长，对孩子的语言发育、社会交往以及视力均有影响。我们要让眼睛有休息的时间，不能长时间盯着屏幕，导致用眼疲劳，适当增加户外活动，晒阳光浴，才是保护眼睛的法则。

1. 看电子屏幕的时长　2 岁以下的孩子，建议尽量不要看电子屏幕。2~3 岁孩子，每周控制在 1 小时内，且每次不超过 20 分钟，同时需要保证 2 小时以上的户外活动。孩子看所有近距离的东西，如看绘本、搭积木等，可以每用眼 20 分钟，休息 20 秒以上，休息时眼睛看向远处的草地、绿叶或其他物体，不眯眼不眨眼。

2. 看电视的距离　不同尺寸的电视，推荐的距离也不一样。推荐距离是电视屏幕对角线长度的 5 倍。

3. 屏幕亮度　屏幕亮度要注意与环境光线一致，屏幕亮度与环境差距过大会影响儿童的视力发育。

4. 预防近视　每天 2 小时以上户外活动。不刺眼的自然光线对儿童的视力发育有积极作用，每天保持 2 小时以上的户外活动，对控制近视的发展具有积极意义。

**5. 认识看电视的危害** 经常看电视会影响孩子的想象力和创造力，电子屏幕和真实世界最主要的差距是缺少互动，特别是婴幼儿，他（她）们无法理解屏幕里面展现的内容，过多的暴露在电子屏幕中会减少他（她）们和真实世界的互动，孩子们需要看、听、摸、尝这个世界，而屏幕只是单向互动，过多接触会直接导致孩子的视力下降，也会导致孩子与人的沟通能力下降。

因此，家长要做好孩子的榜样，加强高质量的陪伴与亲子互动，是最好的家庭教育，也是减少孩子看电视的最直接方法。

（周源源　钟　燕）

儿童屏幕暴露那些事

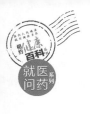

# 46. 孩子说话总结结巴巴，是**口吃**吗

一般 2 岁左右的孩子会出现语言爆发期，2~3 岁的孩子说话时最容易发生不流利的情况，医学上称之"口吃"，这种现象其实是一种常见的语言流畅性障碍，主要表现为说话时出现某些字或音的重复、卡顿及拉长音等情况。

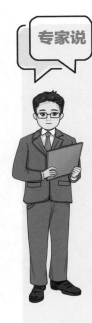

**专家说**

比如，孩子总是重复"我"这个字，这种类型叫做连发型口吃；还有的口吃类型表现为把某个字音拖长，如"老——师"、"幼——儿园"，这种类型叫做伸发型口吃；另外有一种类型的口吃表现为反复说一句转接口语词但是不连贯的话，比如"这个——这个——"，这种类型叫做阶发型口吃。

3~6 岁的孩子口吃的发生率最高，这个阶段孩子语言处于快速发展期，大约有 5% 的孩子会出现口吃，主要以连发型口吃为主，其次是阶发型，一般是由连发型向其他两种类型发展，但绝大多数能自然缓解。

孩子形成口吃的原因除了遗传、疾病等原因外，也需要注意心理方面的因素，同时也和父母的教育方式有很大关系。通常来讲，造成口吃现象有以下 4 种因素。

1. **缺乏词汇** 一般年龄越小的孩子越容易出现口吃的现象，因为年龄小的孩子词汇量少，表达能力有限，会简短出现表达不流利的情况。

2. **精神紧张** 也是引发孩子口吃的因素。当孩子遇到新环境或陌生人时，就会因为紧张而造成口吃，或抢着说话，很想表达自己的看法时却也会因为激动和大家对他的关注而出现口吃。

3. **父母训斥** 当孩子出现口吃时，有的父母会大声训斥孩子，或压制孩子说话的机会，这会让孩子因为自卑、焦虑和退缩而加重说话不流利的情况。

4. **突发事件** 一些突发事件给孩子造成了重大的精神创伤也有可能引起口吃，如亲人的去世、突然受到惊吓等，都会引起孩子心理上的恐惧、焦虑不安等，成为孩子说话不流利的诱因。

6岁前的孩子出现口吃，大多是因为心理因素或语言表达能力不足导致，大多数通过科学正确的引导可以顺利过渡，但是当孩子说话不流利频率增加，影响社交及孩子心理状态时，应及时就医。

（周源源　钟　燕）

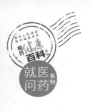

# 47. 孩子**说话不清楚**，
## 是大舌头或舌系带短吗

关键词

舌系带短 构音障碍

孩子说话不清楚，很多家长都认为是"大舌头"或舌系带的问题，"大舌头"也就是医学上的舌系带短。很多家长认为孩子是舌系带短，才会说话不清楚，甚至不会说话，有些父母甚至想要将舌系带"一剪了之"，真是舌系带惹的祸吗？

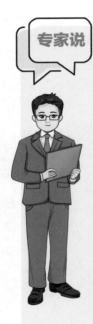

**专家说**

**1. 舌系带是什么** 舌系带是我们张开嘴，将舌头卷起来，连接舌头和口底下方的薄膜组织。如果舌头向外伸出口腔外，被薄膜组织牵绊，呈现出"W"形，那就是舌系带短。

**2. 舌系带是否会影响孩子说话** 某些卷舌音、翘舌音以及弹舌音的构音障碍有可能与舌系带短有关，也就是 zh/ch/sh/r 或 d/t 等相关音节的发音不清楚，可以看舌系带有没有牵绊住舌头导致运动受限。但实际上，因为舌系带短造成发音障碍是极少数的。即使存在舌系带短的情况，但舌头的运动能力不受影响，通常不会影响发音。一般只有当哺乳困难及舌系带与新萌乳牙反复摩擦造成的创伤性溃疡等情况下，需要进行相关治疗。

如果孩子个别词说不清楚，尤其在 3 岁前出现，是属于正常的生理性构音不清。如果年龄在 4 岁以上并且影响沟通交流，需要及时就诊。并需要对孩子语言、语音及听觉等情况进行专业的评估，并做个性化的指导和矫治训练。

同时，对于孩子存在发音不清伴随发育落后的情况，需要完善检查，除外智力缺陷、听觉障碍等疾病所致。有一部分孩子是因为各种原因造成的发音器官肌肉瘫痪无力、肌张力异常和运动不协调等出现的发声、发音、共鸣、韵律等异常，表现为发声困难，节律异常和鼻音过重等。有一部分孩子，特别是 2~4 岁的孩子，因为正处于语言的发展时期，容易造成发音的异常，并且在这个阶段，大多数孩子不会注意自己的发音错误，可能与孩子语言的听觉接受、辨别、认知因素等有关。因此，正确的发音指导及专业矫正也是非常重要的。

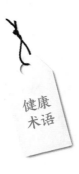

健康术语

**构音障碍：** 指发音器官神经肌肉的器质性病变造成发音器官的肌肉瘫痪无力、肌张力异常和运动不协调等，出现发声发音、共鸣、韵律等异常。主要表现为发声困难、发音不准、鼻音过重和音量、音调、速度及节奏异常等言语听觉特征的改变，多数患者同时伴有咀嚼、吞咽障碍和流涎等症状。

（周源源　钟　燕）

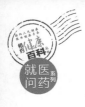

# 48. 孩子 2 岁了还**不会说话**，
## 是孤独症吗

孤独症是一种神经发育障碍性疾病，其主要表现为不同程度的社会交往障碍、沟通障碍，同时还可能伴随刻板性、局限性、重复性行为。孤独症患儿也会说话，但是普遍缺乏语言沟通能力和技巧，存在社会交往障碍。

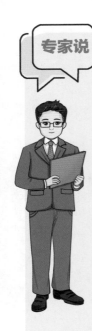

**专家说**

2 岁孩子不会说话不一定是孤独症，影响儿童语言发育的原因有很多，如不良语言环境、视觉障碍、听觉障碍、神经心理疾病、认知发展落后、社会交往障碍等。而孤独症主要特征为社会交往障碍、狭隘兴趣和重复刻板行为。需结合其症状及严重程度综合判断。

孩子的语言发展有个体差异，一般正常 2 岁的孩子应该至少会说 50 个字词，部分孩子说话晚，但是语言理解能力一般较好，基本能听懂父母指令，也能执行一些简单的指令；与人的眼神交流、情感交流、情绪交流存在，此部分说话晚的孩子通过科学合理的引导，其语言能力大多数可以追赶上，但是仍然有些孩子语言表达、理解能力甚至阅读学习能力会有障碍。因此，不能单纯地理解为不会说话就一定是孤独症。孩子 2 岁仍不会说话，家长首先需到正规医院完善神经心理发育评估、听觉检查等，医生需要结合孩子发育水平、出生时、家庭养育环境、语言环境的综合因素进行评判。针对原因尽早进行干预。

那么，家长该怎样促进孩子的语言发育呢？

首先，可以锻炼孩子的口腔发育。在孩子开始摄入辅食后，要循序渐进地增加食物的颗粒感，锻炼咬肌发育。其次，家庭成员要为孩子营造良好的语言环境。平时和孩子交流要有耐心、多说话，并要多鼓励，耐心听孩子说话。准备绘本，制订阅读计划，多陪伴孩子进行亲子阅读，建议选择能清晰分辨的简短语言，画面简单有趣，贴近生活，可重复阅读。最后，多带孩子接触同龄人，让孩子和其他小朋友多接触、玩耍、做游戏，在这个过程中，小朋友们之间会相互交流、沟通，也可以促进孩子的语言表达，提高模仿能力。

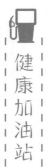
健康加油站

孤独症起病于婴幼儿时期，以社会交往障碍、交流障碍、局限的兴趣、刻板与重复行为方式为主要临床表现，多数患儿还会伴有不同程度的精神发育迟滞。该病以男童多见，目前该病的病因还未完全明确，以遗传因素为主，遗传因素和环境因素相互作用而导致的。孤独症多起病于 3 岁前，其中约 2/3 的患儿于出生后逐渐起病，约 1/3 的患儿在经历 1~2 年正常发育后退行性起病。

（周源源　钟　燕）

五

# 婴幼儿
# 五官保健

# 49. 孩子总**流鼻血**该如何应对

关键词

孩子流鼻血的情况非常普遍。每次流鼻血时，鲜红色的鼻血会让孩子和家长紧张不安，频繁地流鼻血更会徒增家长的手足无措。正确应对流鼻血其实不难。

流鼻血　止血　鼻黏膜

**专家说**

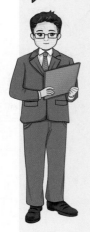

相比于成人，儿孩子似乎特别容易流鼻血。原因主要是孩子的鼻黏膜更脆弱，毛细血管容易破裂。再加上天气干燥、经常抠鼻子、过敏性鼻炎等因素，流鼻血会变得更常见。

常见的错误止血方式包括仰头看天（会造成大量血液涌入气管造成误吸）、举手投降（没作用）、塞大团纸巾或棉花（不干净的纸巾或棉花会在鼻黏膜破损处引入外来细菌，引发感染）等。

孩子流鼻血时，正确操作分为以下 3 步。

**1. 摆正体位**　头微微前倾，让鼻血向下流出来。

**2. 压迫止血**　用大拇指和食指按压鼻翼根部并向后脑勺方向轻推，一般情况下 5~10 分钟即可止血。有条件可以同时冷敷，用冰袋或者凉毛巾外敷前额和后颈，使毛细血管收缩，减少出血量，辅助止血。

**3. 预防再次出血**　止血后 2 小时内，应避免使劲擤鼻涕、抠鼻子，以及进行剧烈活动。

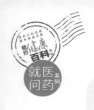

需要注意如果持续流鼻血 30 分钟以上，需要到医院就诊。如果因头部外伤造成流鼻血，同时伴随剧烈哭闹、喷射性呕吐、意识不清等表现，需要立即到医院就诊。

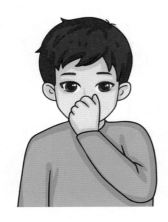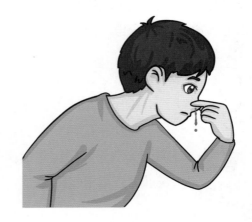

压迫止血

（叶　芳）

# 50. 为什么有些孩子总**打喷嚏**，是过敏症状吗

打喷嚏是一种正常的保护性反射。当鼻子感觉到有潜在危害的外来物时，就会以打喷嚏的形式将该物质排出体外。从总体来看，孩

子打喷嚏的频率要明显比成人高。绝大多数打喷嚏都是正常的生理现象。打喷嚏并不一定等于过敏。

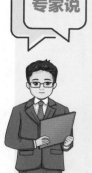

专家说

为什么孩子喷嚏的频率通常比成人高呢？

一方面，孩子的鼻黏膜比成人更加脆弱；另一方面，孩子的鼻腔小且短，外界微小物质更容易进入鼻腔刺激深部的鼻黏膜。以下原因都有可能导致频繁打喷嚏。

**1. 生理现象**　孩子出生前一直处在羊水环境，出生后环境温度和湿度有改变，就会导致打喷嚏。

**2. 环境变化**　冷热环境迅速变化时，大脑会接收到信号并下达指令打喷嚏。

**3. 光线敏感**　有一小部分人，从昏暗的环境走到光线强烈的地方时，连接大脑和鼻子的三叉神经会感受到光照，就会向大脑发送信号，请大脑发送打喷嚏的指令。

**4. 微小颗粒刺激**　当接触灰尘、花粉等小微粒时，鼻黏膜需要清除这些潜在危害，很容易导致打喷嚏。

**5. 感冒**　上呼吸道感染时的卡他症状，打喷嚏是常见表现之一。除了打喷嚏以外，还有感冒的其他表现，比如嗓子疼、咳嗽、咳痰等。

**6. 过敏**　当孩子接触到某种物质或环境后反复打喷嚏，同时伴有流眼泪、流鼻涕、鼻塞及鼻子痒等症状，且没有感冒的表现，就需要考虑过敏。

关键词

打喷嚏　过敏　鼻黏膜

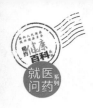

健康
术语

**卡他症状：**卡他是由英文单词 Catarrh 音译而来，意思是黏液在气道积聚导致的黏膜炎。主要是因为病原体感染上呼吸道（鼻腔后部、喉咙或鼻窦部位）导致炎症，继而不断产生各种分泌物，分泌物流下的过程中刺激黏膜以及分布的神经导致的症状。主要包括流眼泪、流鼻涕、鼻塞及打喷嚏。

（叶　芳）

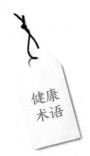

关键词

耳朵　分泌物　耵聍

# 51. 为什么有些孩子**耳朵**会有黄色**分泌物**，是发炎吗

　　孩子的耳朵有时会看到黄色的分泌物，这种情况包括生理性和病理性的原因，区分它们主要看分泌物的性状，以及孩子是否同时出现某些其他表现。

　　孩子耳朵里出现黄色分泌物的主要原因包括以下几种。

　　**1. 油性耵聍**　大部分人有油性耵聍，性状黏稠，清理后一段时间又会出现。耵聍的性状通常具有遗传性，父母其中一方或双方有这种油性耵聍的话，孩子出现同样性状的可能性非常高。

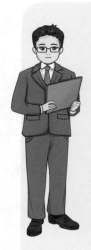

油性耵聍分泌物的特点是分泌物性质较黏稠，颜色为黄色透明，不会流动。双侧耳朵都会出现。孩子一般没有特殊不适症状。

**2. 耳廓湿疹** 耳廓存在湿疹时，孩子会瘙痒、疼痛，总喜欢用手抓。常由于平卧时溢奶，奶液流至耳廓，刺激皮肤导致。这种黄色分泌物通常为黄色清亮的液体，时间长了会变干形成黄色固体结晶，旁边的皮肤可以摸到粗糙的感觉。

耳廓湿疹分泌物的特点是分泌物性质不黏稠，为黄色清亮的液体，会有黄色透明结晶存在。单侧或双侧耳朵都可出现。孩子患病后，因为瘙痒经常会用手抓有湿疹侧的耳廓。

**3. 中耳炎** 耳道流出黄色脓性分泌物，同时会伴有发热、用手抓扯耳朵、哭闹明显的情况。和前两种情况不一样的是，孩子会伴有明显的疼痛感。

中耳炎分泌物的特点是性状没有黄色耵聍黏稠，可以流动。单侧或双侧耳朵都可能出现。孩子患病后，常伴有发热、不适、疼痛明显，不会说话的孩子常表现为没有明显原因的哭闹以及使劲摇头甚至撞头。

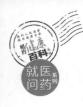

关键词

中耳炎 感冒

健康加油站

## 耵聍是怎么产生的

　　人的外耳道表面覆盖的部分其实也是皮肤组织，和其他皮肤结构一样，外耳道皮肤的上皮会自然代谢，类似于皮肤的上皮细胞脱落，随着外耳道皮肤不断脱屑，耵聍就会不断产生。皮肤下面也会有皮脂腺分泌，有的人皮脂腺分泌不旺盛，耵聍就会表现为干燥碎屑的形式，有的人皮脂腺分泌旺盛，就会出现黄色黏稠的油性耵聍。

（叶　芳）

# 52. 为什么有些**儿童感冒**时会说耳朵疼

　　感冒或者发热后，有的孩子会说耳朵疼，不会说话的孩子会出现剧烈哭闹、用手打头、抓耳朵、剧烈摇头的情况。遇到这种情况，家长需要警惕中耳炎的发生。

**专家说**

　　中耳炎指中耳这个结构出现的炎症。了解中耳炎，要先了解中耳。耳朵的结构包括外耳、中耳和内

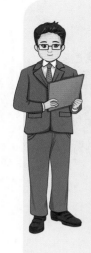

耳。中耳是一个半封闭的结构，也叫作中耳腔，整个中耳腔类似一间只有一扇纸窗户（鼓膜）和下水道（咽鼓管）的房间。任何因素导致"纸窗户"被捅破，或"下水道"被堵住，就容易出现细菌、病毒等定植，引起炎症，出现脓性分泌物。孩子本身的结构比较特殊，咽鼓管更短，走行更平，更容易发生堵塞甚至逆流。而鼻腔和咽喉作为中耳腔的"邻居"，这两个部位感染、擤鼻子过于使劲或严重吐奶，都可能影响中耳腔和咽鼓管，导致中耳炎的发生。

发生中耳炎后，会造成中耳腔内积脓，继而引发疼痛，包括头疼、耳朵疼以及乳突疼。对于年龄小并且还不会用语言表达疼痛的孩子，会尝试用手拉、揉搓、拍打耳朵来表达和减轻疼痛。由于吸吮和吞咽时会对中耳造成压力，因此孩子在吃奶或吃饭时哭闹和表达疼痛的行为更为明显。此外，这种疼痛感在夜间更明显，很多孩子表现为睡眠过程中突然出现的疼痛和哭闹。

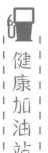

健康加油站

除了疼痛以外，如果孩子感冒后出现以下表现，提示孩子很有可能发生了中耳炎，建议前往医院就诊。

**1. 听觉减退**　主要表现为叫其名字没有反应，注意力不集中或说话声音突然变大，通常这种听觉减退是暂时的，炎症解除之后即可恢复。

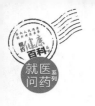

**2. 耳鸣**　耳朵里能听到流水声、"噼啪"声、"嗡嗡"声。打哈欠或者吞咽、擤鼻子时能听到类似水泡"咕噜"的声音，与听觉减退相似，耳鸣通常是暂时的，炎症解除之后即可恢复。

**3. 黄色分泌物**　外耳道可以观察到黄色脓性分泌物，性状没有黄色耵聍黏稠，可以流动，单侧或双侧耳朵都可能出现。

**4. 乳突肿胀**　乳突是耳廓后下方的圆形骨性结构，提示炎症已经累及了乳突，炎症较重。

（叶　芳）

# 53. 为什么有些孩子总是 **流眼泪**，需要就医吗

有的孩子总是流眼泪，有时还会出现白色或者黄色的眼屎，这不是上火，需要医生检查结膜、角膜、睫毛，依次排除感染性结膜炎、先天性青光眼、倒睫等后，需要考虑鼻泪管堵塞。

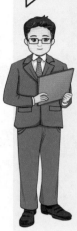

正常情况下，眼睛通过不停分泌眼泪，保护我们娇嫩的眼球。多余的眼泪，就会通过一个特殊的管道——鼻泪管，流入鼻腔。如果这个特殊管道发育异常，管道某些地方狭窄或堵塞，就会造成眼泪无法流进鼻腔，表现为总是流眼泪，这种情况就是鼻泪管堵塞。

排除了其他眼科疾病后（感染性结膜炎、先天性青光眼、倒睫等），孩子由于鼻泪管堵塞导致的持续流泪，常常具有自限性，大多数会在生后 3~6 个月之内消失。如果持续流泪的情况完全没有改善，就需要到医院就诊，进行相关治疗。

如果超过 3 月龄，孩子持续流泪的情况有改善，可以进行对症处理，主要是擦拭眼泪和预防感染。孩子流泪后，家长注意消毒双手，使用无菌棉签轻轻擦拭眼泪。注意不要使用同一根棉签反复擦拭。除了频繁流泪，如果伴有眼部黄色分泌物，需及时清理分泌物，并在医生指导下使用眼药水预防感染。

如果到医院就诊，医生会根据孩子的不同情况进行泪道按摩、泪道冲洗、泪道探通术以及泪道置管术等治疗。

关键词

鼻泪管　流眼泪

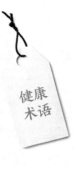

**鼻泪管：** 是人体连接泪囊与鼻腔的通道。泪液由泪腺分泌后，经过眼球，形成一层薄膜，也叫泪膜。主要作用是湿润眼球，保护眼球。多余的泪液就会聚集到眼睛靠近鼻腔的位置（这里是鼻泪管的入口），泪液从这里经过整个鼻泪管，最终流入鼻腔。这也是人在哭泣的时候容易流鼻涕的原因。此外，当人们在打哈欠时，肌肉收缩会导致鼻泪管关闭，眼泪无法往下流进鼻腔，就会同时出现流眼泪。

**泪腺：** 是眼睛里分泌泪液的器官，它由两种神经控制，分别负责正常生理性的少量泪液分泌，以及情感相关的大量泪液分泌。

（叶　芳）

# 54. 孩子**远视储备**不足是近视吗

越来越多的孩子在小小年纪都带上了眼镜。为了预防近视，有一种检查手段叫远视储备，如果检查结果为远视储备不足，就提示孩子患近视的风险不小，但远视储备不足不等于近视。

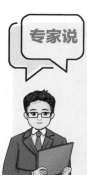

说到近视，就需要提到一个重要的概念：眼轴。眼球的生长过程就像吹气球，气球内表面就是视网膜，气球的长度就是眼轴。刚出生的孩子眼轴比成人短，这也是刚出生的孩子都是远视的原因。每个孩子出生后的眼轴长度不同，这与遗传关系很大。随着年龄的增长，眼轴会不断增长，直到 10~12 岁停止增长。

近视和远视就像坐在跷跷板两边的两兄弟。当光线进入眼球后，聚焦的点刚好落在气球内表面（视网膜）上，我们才能看得清物体。当聚焦的点落在气球后面，说明气球长度（眼轴）不够长，就出现了远视。当聚焦的点落在气球前面，说明气球长度（眼轴）过长，就出现了近视。

了解近视和远视的关系后，就能理解远视储备了。远视储备其实就是气球表面（视网膜）距离光线聚焦点还差多少距离，距离越远，远视储备越多，近视发生的可能性越小。当眼轴逐渐延长，孩子的远视储备不断减少，理论上眼轴无法回缩，也就是说已经减少的远视储备是无法自己补回的。

当看到远视储备不足的结果，很多家长都会跟近视画等号。其实不是，就像每个儿童身高增长有快有慢，有早有晚一样，每个人在不同年龄远视储备消耗的速度也不相同，这需要结合视力、眼轴、角膜曲率等情况进行综合判断。这个时候需要引起重视，但家长不必太过焦虑，需要注意的是，定期为孩子进行检查，通过以下方式尽可能延缓眼轴延长的速度，等同于预防近视。

关键词

远视储备 近视 眼轴

（1）每天保证户外活动至少 2 小时。

（2）保证居家环境光线充足。

（3）保证良好睡眠。

（4）避免视力疲劳，长时间近距离用眼，容易出现视力疲劳。

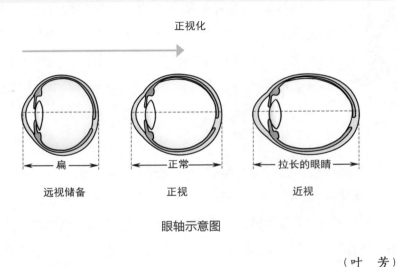

眼轴示意图

（叶　芳）

# 55. 怎样才能防止蛀牙

孩子的乳牙比较脆弱，因为牙齿的"外套"——牙釉质发育不成熟。就像鸡蛋壳太薄，对鸡蛋的保护力较弱一样，娇嫩的乳牙很容易受到牙菌斑侵蚀，导致蛀牙。

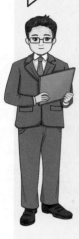

**1. 蛀牙** 由于细菌感染等因素导致的牙体硬组织破坏，不及时治疗，会进一步出现牙齿内部结构的损伤。蛀牙是这样形成的，在孩子进食含糖食物后，残留在口腔中的糖就成了细菌的"食物"，细菌"吃饱"后会不断产酸，通过酸性物质造成牙釉质破坏，让牙齿"外套"变软变薄，一段时间后，就会造成蛀牙。为了预防蛀牙，重点是消灭细菌，"饿死"细菌，和给牙齿"穿上盔甲"。

**2. 消灭细菌** 刷牙、漱口、用牙线是消灭细菌最好的方法。刷牙的重要性已经不需要赘述了，开始刷牙的时间很重要，从孩子萌出第一颗乳牙，就应该每天为孩子清洁牙齿了。需要强调的是，使用牙线很容易被家长忽略。牙线是清除食物残渣，消灭牙刷无法清洁到的牙缝中细菌的重要武器。

**3. "饿死"细菌** 不吃或少吃含糖食物，不给细菌提供"食物"，可以减少细菌用来制造酸性物质的原料。

**4. 给牙齿"穿上盔甲"** 定期涂氟，帮助牙釉质更加坚硬，是预防蛀牙的关键。

关键词

蛀牙 牙釉质

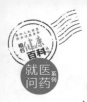

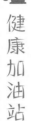

健康加油站

# 牙齿的结构

每颗牙齿由外向内的结构包括牙釉质，牙本质和牙髓，还有位置靠近牙根的牙骨质。

（1）牙釉质：是人体最坚硬的组织，可以保护牙齿里面的结构。牙釉质没有再生能力，磨损后、被腐蚀后无法恢复的。

（2）牙本质：是牙齿中含量最多的组织，它决定了牙齿的大小和形状，它可以保护牙髓不受损伤。

（3）牙髓：是整个牙齿最脆弱的部分，主要为牙齿提供感觉和修复牙本质功能。牙齿遇到冷热酸痛特别不适，就是牙髓有问题。

（4）牙骨质：是为了固定牙齿，保护牙根的部分。

蛀牙也是按照从外向内的顺序发展的，先破坏牙釉质，其次是牙本质，最后是牙髓和牙骨质。蛀牙位置越靠近内部，情况越严重，因此，早期预防蛀牙，从保护牙釉质开始。

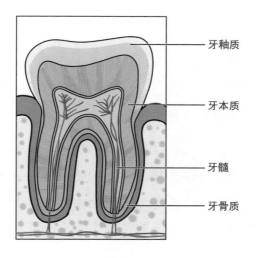

牙釉质

牙本质

牙髓

牙骨质

（叶　芳）

# 56. 孩子应该什么时候开始

# 涂氟

　　预防儿童蛀牙，除了刷牙、少吃或不吃含糖食物之外，可以尽早涂氟。到底什么时候开始涂氟呢？其实没有明确的年龄限制，从第一颗乳牙萌出，就可以开始。

涂氟
蛀牙

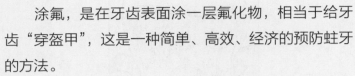

涂氟，是在牙齿表面涂一层氟化物，相当于给牙齿"穿盔甲"，这是一种简单、高效、经济的预防蛀牙的方法。

从第一颗乳牙萌出，就可以开始给乳牙"穿盔甲"了。临床上考虑年龄太小的孩子无法很好地配合，可能会建议从2岁或3岁开始涂氟。对于涂到几岁，也没有明确要求，一般需要等到孩子可以认真刷牙，才可以考虑停止涂氟（一般到8~10岁）。

涂氟的频率建议间隔3~6个月1次。对于已经有蛀牙，或者没有蛀牙，但牙齿清洁不好，有频繁夜奶等蛀牙高危因素的孩子，建议每3个月涂1次氟。对于没有蛀牙，且没有蛀牙高危因素的，建议每6个月涂1次氟。

目前已有的涂氟形式包括氟保护漆、凝胶、氟化泡沫等。其中6岁以下儿童更推荐氟保护漆。为了保护涂氟效果，建议涂氟后4小时内不喝热饮，不吃太黏太硬的东西，不要马上刷牙和使用牙线。

在涂氟过程中，孩子会无意中舔到和咽下牙齿上的氟化物，有的家长担心会造成氟斑牙或骨骼发育异常等副作用。氟摄入过量导致的不良反应主要与经常摄入含氟量高的水、食物有关。实际上正规操作下的氟保护漆剂量非常安全，每年2~4次的涂氟不会造成副作用。

孩子正处于牙齿萌出阶段，或者存在口腔溃疡、出血等情况时，口腔科医生会建议暂缓涂氟，等到牙齿完全萌出，或溃疡出血恢复后就可以进行涂氟。

## 涂 氟 过 程

口腔科医生会把氟保护漆涂在牙齿表面和侧面。氟保护漆接触唾液后，很快变硬并附着在牙齿表面，也就是说，即使孩子在涂氟过程中哭闹，也不容易影响涂氟效果，即使无意舔到刚涂完氟的牙齿，也会不舔掉和吞下氟化物。整个涂氟过程无痛、无创、迅速，一般几分钟内就可以完成。

（叶　芳）

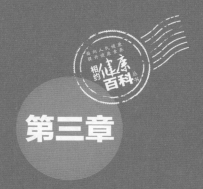

第三章

# 婴幼儿常见症状就医指导

# 一

# 内科
# 常见症状

# 1. 孩子**发热**该如何应对

急性发热是婴幼儿常见的临床表现。发热通常定义为体温升高超过 1 天内正常体温波动的上限。临床工作中通常指肛温 ≥ 38℃ 或腋温 ≥ 37.5℃。急性发热是指发热时间 ≤ 7 天。

专家说

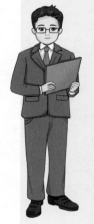

电子体温计与水银体温计在测量孩子的肛温和腋温时差异很小，而红外线体温计相差较大。水银体温剂是儿童汞暴露最常见因素，因此儿童体温测量工具推荐电子体温计。

对发热患儿进行恰当的护理可改善孩子的舒适度，如温水外敷儿童额头、泡温水浴、减少穿着的衣物、用退热贴、用退热毯、开风扇和降低室内温度等，这些方法均可通过传导、对流及蒸发作用带走身体的热量，使发热患儿感到舒适。但温/冰水擦浴、乙醇擦浴、冰水灌肠等物理降温方法会明显增加孩子的不适感，因此不推荐此种物理降温方法。

≥ 2 月龄婴幼儿，肛温 ≥ 39℃（腋温 ≥ 38.2℃），或因发热出现了不适症状，可以服用对乙酰氨基酚，剂量为每次 15mg/kg，2 次用药最短时间间隔为 4~6 小时，24 小时不超过 4 次。≥ 6 月龄婴幼儿，推荐应用布洛芬或对乙酰氨基酚，布洛芬剂量为每次 10mg/kg，2 次用药最短间隔 4~6 小时，24 小时不超过 4 次。不推荐两种药物联用或交替使用。此外，不推荐布洛芬或对乙酰氨基酚与含有类似成分的复方感冒药联用。

发热病情变化快，就医时机很难一概而论，但出现以下情况，建议尽快就医：3月以下婴儿；精神反应欠佳；惊厥；呼吸增快或喘息；剧烈呕吐或剧烈腹痛；尿频、尿急、尿痛；发热3天无好转；发热伴皮疹；体温超过40℃以上的高热及超高热等。

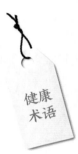

健康术语

**发热：** 指机体在致热原作用下或各种原因引起体温调节中枢的功能障碍时，体温升高超出正常范围。

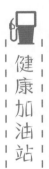

健康加油站

**1. 发热超过5天需要警惕川崎病** 川崎病是一种临床综合征，表现为发热伴球结膜充血、皮疹、口唇皲裂及杨梅舌、淋巴结肿大、手足硬肿等表现，需要在病程10天内应用大剂量丙种球蛋白治疗，否则大约1/4的患儿会遗留心血管后遗症。

**2. 疫苗后发热** 某些疫苗，如麻疹-风疹-腮腺炎疫苗等存在接种后发热的风险，但是不推荐在疫苗接种时预防性使用退热药物，这可能降低疫苗接种的免疫反应和效果。

**3. 退热药物无效的处理** 退热药物多在使用后30~60分钟体温开始下降，如儿童仍高热不退，不建议短期内重复使用，间隔时间至少 4 小时以上，可同时辅以物理降温，建议就医进一步查找病因。

（白　薇　齐建光）

# 2. 孩子总说**肚子痛**
## 该如何应对

腹痛是婴幼儿常见的一种症状，引起腹痛的原因较多，表现也各不相同。有的腹痛很严重，有的则无须担忧。但是由于婴幼儿年龄小不会说或说不清，发生腹痛常常哭闹不止，让家长紧张担忧。孩子腹痛时，自己很难表达清楚，此时家长要学会自行辨别孩子的腹痛是功能性的还是器质性的病变。

专家说

腹痛在小儿期较常见，其中一部分属于急腹症范围，常需紧急外科处理，误诊、漏诊易造成严重损害，甚至危及生命。

### 1. 孩子腹痛，居家怎么做

（1）观察与评估：如果孩子虽然表达了腹痛，但表情比较放松，精神比较好，肚子摸起来较软，按压不抗拒、不叫疼，没有合并发热、呕吐、大便异常时，可以居家观察、护理。

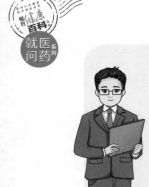

（2）休息：腹痛时可以让孩子躺下休息，注意保暖。

（3）补充液体：尝试给孩子喝一点温水。

（4）排便：如果孩子已经会使用坐便，可让其坐在小马桶或座便器上试着排便，这可能对便秘及腹泻引起的腹痛有帮助。便后注意观察宝宝大便的颜色、量和性状有无异常。

（5）不擅自用药：有的药物（如布洛芬）可能会刺激胃，使疼痛加重；止痛药还可能掩盖病情。

**2. 什么情况下需要及时就医**　如腹痛同时出现以下情况，需立即就医：①精神萎靡，脸色不好，满头大汗，疼痛难忍；②发热；③大便带鲜血或黑便；④持续呕吐，且孩子出现体重增长缓慢或下降；⑤皮肤发黄；⑥腹部压痛严重；⑦腹胀明显。

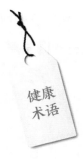

**肠痉挛：** 又称肠绞痛，是一种肠壁平滑肌强烈收缩而引起的阵发性腹痛。

健康加油站

**1. 婴幼儿肠痉挛的安抚方式**

（1）让孩子侧卧或趴在家长手臂上，向其腹部施加一定的压力。

（2）用襁褓包裹，给孩子安全感。

（3）抚触或顺时针轻按孩子的腹部，以缓解肠胀气。

（4）在孩子趴着时多与他玩耍，增加俯卧时间。

（5）轻声安慰，分散孩子的注意力。

（6）让孩子吸吮，安抚孩子的情绪。

（7）用玩具吸引孩子的注意力。

**2. 如何预防婴幼儿腹痛**

（1）喂养适宜，不过饥、过饱，进食后避免剧烈运动。

（2）少吃生冷刺激性食物，注意食品卫生。

（3）家长和孩子都要注意个人卫生并勤洗手，注意奶具的清洁和消毒。

（4）要为孩子做好腹部保暖。

（桂 娟 杨 敏）

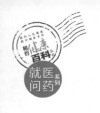

# 3. 孩子出现**呕吐**该如何应对

呕吐是指胃内容物经口用力吐出，伴随腹壁及胸壁肌肉收缩。呕吐也是人体的一种保护性机制，可将吃进去的有害物排出体外。因为很多常见的儿科疾病都可能引起呕吐，所以孩子在婴幼儿期不可避免会出现几次呕吐。通常呕吐不需要任何治疗就可以自愈，但是恐惧和无助感仍然会令父母变得非常紧张和焦虑。

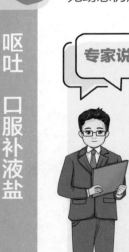

**专家说**

首先呕吐和溢奶是有区别的。呕吐指胃内容物经口用力吐出，而溢奶（多见于 1 岁以下的婴儿）指胃内容物轻微地反流到口腔中，经常伴随打嗝。当胃部肌肉松弛而腹部肌肉和膈肌强力收缩时，孩子就会呕吐。

**1. 引起孩子呕吐的常见原因**　因孩子的年龄而异。生理性呕吐多由喂养不当或进食过多引起，病理性呕吐的常见原因是胃肠道感染，其中病毒性胃肠炎最常见，其他原因还有胃食管反流病、食物中毒、牛奶蛋白过敏、肠套叠及食管裂孔疝等。有时其他严重的疾病也会出现呕吐现象，如中耳炎、尿路感染、肺炎、脑膜炎、脑炎和阑尾炎。胃肠道感染引起的呕吐通常伴有腹泻、发热和腹痛，有时候还有流涕、咳嗽的症状。

### 2. 孩子呕吐时，家长应该怎么做

（1）维持呼吸道通畅：先让孩子身体前倾、侧卧，轻拍其背部，让呕吐物流出，注意及时清除鼻腔里的食物。

（2）保持口腔清洁：每次孩子吐完后，使用清水为其漱口，小宝宝可以喂少量温开水。

（3）及时清理干净：弄脏的衣服、床单、被子及时更换，增加孩子的舒适感。

（4）呕吐后短暂禁食：不要急于让孩子吃东西，当呕吐症状改善后，再适量吃些清淡、易消化的食物，流质为主，少量多餐。母乳喂养儿可继续母乳喂养。

（5）观察并记录孩子的情况：呕吐的时间、频率以及呕吐物的性状和量。

不管孩子年龄多大，只要出现以下情况，父母就应及时带他就医：呕吐物中有血液或胆汁（黄绿色），或呕吐物呈咖啡渣样；严重腹痛；费力而反复的呕吐；腹部隆起或变大；疲乏无力或极其烦躁易怒；惊厥；出现黄疸；出现脱水的症状或体征；不能摄入足量的液体；呕吐持续 24 小时以上。

大多数情况下，呕吐可以在不接受任何药物治疗下自愈。治疗目的主要是防止因水分和盐分流失引起的脱水。缓解不适、预防脱水最有效的办法是短时间内不吃固体食物，鼓励少量多次地喝电解质溶液。这里提倡口服补液盐Ⅲ，成分浓度更适合脱水孩子的补液，而且它的成分和体液比较接近。急性呕吐期每 1~2 分钟喂 5mL（1 调羹）口服补液盐液体，每小时最多喂 150~300mL。如果孩子不能喝进液体或症状越来越重，则需及时就医。

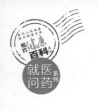

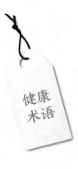

健康
术语

**脱水：** 指水分摄入不足或者丢失过多引起的体液总量减少，脱水时除丧失水分外，还有钠、钾和其他电解质的丢失。根据程度分为轻度、中度和重度脱水。一旦出现前囟和眼窝轻度凹陷、口腔黏膜干燥、心率增快、尿量减少，说明已达到中度脱水，需要立即就医。

**口服补液盐：** 是世界卫生组织推荐用以治疗急性腹泻合并脱水的一种溶液，临床应用中取得良好的有效性和安全性。该配方中含有钠、钾、氯、柠檬酸、葡萄糖，可以显著增加钠和水的吸收。

健
康
加
油
站

**1. 口服补液盐使用方法**　将一袋口服补液盐溶解于 250mL 温开水中，少量多次口服。

**2. 孩子什么时候恢复饮食**　最后一次呕吐 4~6 小时以后，孩子可以尝试进食，不禁水，由少到多，由稀到稠逐渐恢复，但选择易消化的食物。

（桂　娟　杨　敏）

# 4. 孩子出现**便秘**该如何应对

便秘是指排便次数减少、粪便干结、排便困难的情况。是婴幼儿时期的常见症状之一，发生率为 3%~30%，其中 95% 以上是功能性便秘。

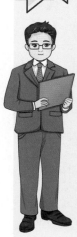

功能性便秘是一种功能性胃肠病，可根据罗马诊断标准进行诊断。国外研究显示婴幼儿好发便秘的年龄为 2 岁左右，常见 0.8~4.8 岁之间。如果儿童时期的便秘没有得到有效治疗，其中有 20% 的患儿症状可持续至成年，严重影响其生活质量。

缓解婴幼儿便秘的方法有以下几种。

**1. 增加水分摄入**　确保儿童喝足够的水，保持身体的水分平衡。母乳或配方奶喂养的儿童通常不需要额外的水，但已经添加辅食的儿童可能需要额外的水分。

**2. 增加纤维摄入**　儿童的饮食中应该包含足够的纤维，帮助软化大便，例如可以添加一些蔬菜、水果或全麦面包等。

**3. 建立规律的排便习惯**　尽量让儿童在每天的同一时间排便，以帮助建立规律的排便习惯，这可能需要一些耐心和坚持。

**4. 按摩腹部**　轻轻按摩儿童的腹部可以帮助促进肠道蠕动，缓解便秘。可以在手上涂儿童油或橄榄油，用指腹轻轻按摩腹部。

**5. 使用软便剂**　如果儿童的便秘情况严重，可以咨询医生的建议，使用软便剂或乳果糖等药物治疗。

**6. 检查是否有其他健康问题**　如果儿童的便秘情况持续不改善，或者伴随其他症状，如发热、呕吐、腹痛等，应该及时就医，排除其他潜在的健康问题。

关键词

婴幼儿　便秘

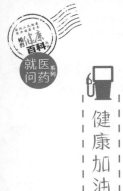

在正常情况下，婴幼儿在出生后的前几个月，每天排便 1~2 次，随着婴幼儿月龄的增长，逐渐形成每天定时排便的习惯。然而，当婴幼儿排便次数减少、大便干燥、坚硬，秘结不通，排便时间间隔较久（＞2天），无规律，或虽有便意而排不出大便，可认为是便秘。

如果便秘的情况持续不改善，可能会影响婴幼儿的生长发育，严重时还可能会诱发肛裂、痔、肛瘘等疾病。因此，建议及时调整婴幼儿的饮食结构，多吃一些富含膳食纤维的水果和蔬菜，如火龙果、猕猴桃、香蕉、菠菜等。必要时，也可以遵医嘱使用药物进行治疗。同时，在日常生活中要注意婴幼儿的护理，定期到医院进行复查。

（吴家兴　杨　敏）

# 5. 孩子**大便有血**该如何应对

便血在医学上是指血液经肛门排出，大便多表现为鲜红、暗红或果酱样便，出血量多时可反流到胃引起呕血。

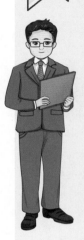

　　儿童便血主要指儿童肛门排出的大便中带血的现象，包括大便带血或全为便血。可分为上消化道和下消化道出血导致的便血，前者主要表现为呕血和／或排柏油样便，后者主要表现为黑便或便血，色鲜红、暗红或呈果酱样，可混有黏液、脓液，急性大出血时亦可伴有呕血。

　　消化道出血的病因，需根据病史、体检、出血部位、患病年龄、辅助检查等综合分析，才可明确诊断。各年龄组常见出血病因如下。

### 1. 新生儿期

　　（1）上消化道出血：分娩时咽下母血，应激性胃炎或溃疡，新生儿出血症，血小板减少性紫癜等。

　　（2）下消化道出血：坏死性小肠结肠炎，影响血运的肠梗阻如肠旋转不良、肠套叠及肠重复畸形等，肛裂及痢疾等感染性腹泻。

### 2. 婴儿期

　　（1）上消化道出血：反流性食管炎，应激性胃炎或溃疡，食管贲门黏膜撕裂综合征，食管 - 胃底静脉曲张偶见。

　　（2）下消化道出血：各种肠炎、肛裂、肠套叠、肠扭转或肠重复畸形，食物过敏或牛奶蛋白过敏等。

便血　肛裂

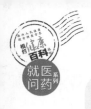

### 3. 3 岁以上儿童

上消化道出血：浅表性胃炎、十二指肠球炎、消化性溃疡、胃黏膜脱垂，食管 - 胃底静脉曲张，反流性食管炎，偶见食管贲门黏膜撕裂综合征。

下消化道出血：结肠息肉，感染性腹泻病，原发或继发血小板减少，过敏性紫癜，坏死性肠炎，梅克尔憩室，炎性肠病等。

家长不能盲目在家中自行给药，以免延误治疗，建议尽快到正规医院就诊，医生会根据孩子的病情给予不同的治疗方法，具体如下。

（1）禁食、对症治疗，新生儿出血症可给予 $VitK_1$ 治疗、纠正休克（扩容、输血）、抗感染及止血等。

（2）置胃管局部药物止血。

（3）全身静脉滴注抑酸剂及止血药物奥美拉唑。

（4）内镜下止血治疗。

（5）手术治疗、保守治疗无效，且需每日大量输血，疑有胃肠道坏死或穿孔时，需手术治疗。

（6）病因治疗。对于牛奶蛋白过敏儿童母乳喂养者，母亲回避容易引起过敏的饮食，可以继续母乳喂养。人工喂养者，给予氨基酸配方或深度水解蛋白配方。炎性肠病儿童给予肠内营养治疗，应用激素、免疫抑制剂及水杨酸治疗。

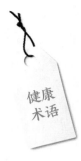

健康
术语

**肛裂：** 是消化道出口从齿状线到肛缘这段最窄的肛管组织表面裂开，形成小溃疡，方向与肛管纵轴平行，呈梭形或椭圆形，长约 0.5~1.0cm，常引起肛周剧痛。以排便时滴血或便后纸上擦血为主，血色鲜红，出血的多少与裂口的深浅、大小有关。

健
康
加
油
站

为明确病因，医生会根据病情给予不同的检查方法，具体如下。

**1. 实验室检查** 如检测血常规、血细胞比容、血型、血小板、出凝血时间、凝血酶原时间及凝血活酶时间。酌情测肝、肾功能。

**2. 特殊诊断方法**

（1）内镜检查：目前已被列为首选手段。病因检出率高，上消化道出血检出率可达 72%~96%；下消化道出血检出率可达 83%~96%。且可直接观察病变，进行活检、止血或摘除息肉等。

（2）X 线钡剂检查：包括钡餐、钡灌肠及气钡双重造影，其检出率不及内窥镜高，且检查只能在出血终止 48 小时后才能进行。

（3）放射性核素显像：对梅克尔憩室、肠重复畸形等有异位胃黏膜者，有其独特价值。

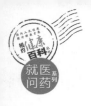
（4）选择性血管造影：当每分钟出血量 0.5mL 时即可显示阳性，但检查需一定技术条件，仅适用于出血不止、诊断困难的病例，尤其对确定下消化道出血的部位（特别是小肠出血）及病因更有帮助。

（5）剖腹探查：各种检查均不能明确原因时可选用剖腹探查。术中内镜检查是明确诊断不明的消化道出血，尤其是小肠出血的可靠方法。

（吴家兴　杨　敏）

# 6. 孩子**咳嗽**该如何应对

咳嗽是一种呼气性冲击动作，分为 4 个步骤，开始为短而深的吸气，声门关闭，呼吸肌收缩，肺内压升高，然后随声门开启，肺内空气喷射而出，产生咳嗽。咳嗽的本质是呼吸道对各种刺激的保护性反射，也是呼吸系统疾病常见的症状和就诊原因。从儿童咳嗽持续时间来看，持续时间小于 2 周的为急性咳嗽，2~4 周为迁延性咳嗽，超过 4 周为慢性咳嗽，咳嗽还可以根据咳嗽性质分为干性咳嗽和湿性咳嗽。

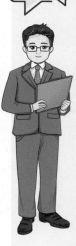

对于急性咳嗽要注意区分严重和有危险征象的咳嗽，犬吠样咳嗽伴声音嘶哑如急性喉炎（喉梗阻），咳嗽剧烈伴喘息、出现反复高热、呼吸急促、呼吸困难、口唇发绀如哮喘急性发作，肺炎及异物吸入等，一旦出现上述情况需要及时急诊就诊。

咳嗽为多种疾病的常见症状，首先是原发病的诊断与治疗。急性咳嗽多由呼吸道感染性疾病引起，多数自然持续时间会超过 10 天。儿童急性咳嗽多由病毒感染引起，一般可以自愈。早期使用抗生素并不能减轻咳嗽和其他症状或缩短病程，反而会导致药物不良反应和诱导细菌耐药。要注意合理使用抗生素，当急性咳嗽病程迁延或症状加重时，尤其是患有基础疾病的患儿，医生考虑可能合并细菌感染，可以经验性使用抗生素治疗。轻微咳嗽无须特殊治疗，另外，一般不推荐急性咳嗽患儿应用祛痰药物、镇咳类药物及支气管舒张剂。保持呼吸道通畅，脱离吸烟环境利于患儿恢复。

对于儿童慢性咳嗽，寻找病因非常重要，要进行一系列检查（如肺功能、胸部影像学检查）。比如哮喘、百日咳、肺结核这些能够找到病因的特异性咳嗽，针对病因治疗。另如初步评估未发现病因的非特异性咳嗽，可以进行变应原及耳鼻喉科等检查，根据结果合理应用抗组胺药及支气管舒张剂治疗。对于慢性湿性咳嗽，怀疑迁延性细菌性支气管炎，可以口服阿莫西林克拉维酸钾 2 周。对于症状持续不缓解的儿童需到儿科呼吸专科就诊。

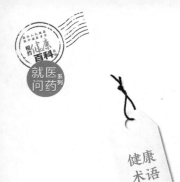

**慢性咳嗽：** 指持续咳嗽大于 4 周，根据咳嗽痰液的性质，可分为干性咳嗽和湿性咳嗽。干性咳嗽为无痰或者痰量很少的咳嗽，湿性咳嗽即痰量较多的咳嗽，年幼儿童湿性咳嗽常无法咳痰，仅表现为喉间痰鸣。

**慢性湿性咳嗽：** 持续咳嗽，并伴有咳痰或明显痰鸣音，病程超过 4 周。

（殷 芳 曹 玲）

孩子咳嗽总不好，家长该怎么办

# 7. 孩子**喉咙痛**、不愿意吃东西该如何应对

　　咽喉疼痛俗称喉咙痛，是一种常见症状，患儿常因为疼痛而导致不愿意吃东西。引起咽喉疼痛的原因较多，包括炎症性疾病、异物损伤、胃食管反流、咽喉反流、咽喉部肿瘤等。引起孩子喉咙痛最常见的原因为急性咽炎，这个疾病最重要的病原体是病毒和细菌，是秋冬和冬春之交时常见的疾病。

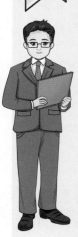

急性咽炎的主要表现为发热和咽痛，部分患儿可能出现高热。常伴有流涕、咳嗽、头痛、呕吐及腹泻等胃肠道症状。病毒引起的急性咽炎常见的有腺病毒咽炎和肠道病毒咽炎。腺病毒咽炎可能的特征是同时有结膜炎和发热；肠道病毒咽炎可能在咽后部产生小水疱和溃疡，亦称疱疹性咽峡炎。病毒性咽炎患儿一般 5~7 天可以自愈。但是也可能会引起中耳炎、鼻窦炎以及下呼吸道的急性炎症。对于细菌性咽炎抗生素治疗往往有很好的效果，但是对于病毒性咽炎往往是以对症治疗为主，可以用清热解毒利咽的中成药。在病毒感染的后期，有些患儿可能合并细菌感染，需要用抗生素治疗。

孩子喉咙痛时，家长应做到以下几点。

（1）清淡饮食，应进食流食或半流食，饮食应少食多餐。

（2）按时进行口腔护理，饭后淡盐水或生理盐水漱口，低龄儿童可以用生理盐水擦拭口腔。

（3）注意隔离，避免孩子交叉感染。

（4）注意孩子的休息，保持室内清洁及空气流通。

关键词

喉咙痛　急性咽炎　疱疹性咽峡炎

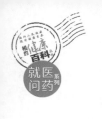

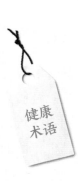

**急性咽炎：**是发生在人体咽部黏膜、黏膜下组织和淋巴组织的急性炎症，常由病毒、细菌感染引起。本病可单独发生，也可继发于急性扁桃体炎或急性鼻炎之后。

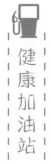

健康加油站

## 引起婴幼儿喉咙痛的常见病因

（1）疱疹性咽峡炎：疱疹性咽峡炎是由肠道病毒感染引起的儿童急性上呼吸道感染性疾病，主要病原体是柯萨奇病毒 A 型和肠道病毒 71 型。该病发病率高，四季散发，春夏季是流行季节，经粪 - 口传播、飞沫传播、接触儿童口鼻分泌物以及被污染的手和物品而感染。本病常见于 6 岁以下学龄前儿童，潜伏期 3~5 天，临床表现为发热、咽痛、口痛、咽峡疱疹，婴儿因口痛影响进食，少数可并发高热惊厥、脑炎等。部分手足口病患儿发病早期表现为疱疹性咽峡炎，随后出现掌心、足底、臀部及膝部红色皮疹或疱疹。疱疹性咽峡炎治疗以对症治疗为主，可口腔局部喷涂抗病毒药物辅助治疗缓解口痛症状。病程一般 4~6 天，大多数患儿预后良好。若孩子高热不退建议尽早就医。

（2）单纯疱疹性口炎：由单纯疱疹病毒 I 型感染引起的急性口腔黏膜感染，传染性强，通过飞沫传播，终年可见，无季节性。以散发病例为主，有发热和局部淋巴结肿大，疱疹可发生于口腔黏膜任何部位，但常见于齿龈和颊黏膜，亦可同时累及唇和口周皮肤。累及皮肤者可先有红斑，而后出现成簇小水疱，壁薄、透明，周围有红晕。初起时发痒，继而有痛感。水疱不久溃破，形成浅表溃疡，溃疡形状不一，上面有黄白色的膜样渗出物。

（3）溃疡性口炎：以婴幼儿发病较常见。多由革兰氏阳性球菌引起，常见于营养不良、免疫力低下的孩子，病初口腔黏膜广泛充血、水肿，黏液增多，继之表现为大小不等、界限清楚的糜烂，可融合成大片并有纤维素渗出，形成的伪膜呈灰白色或浅黄色，擦去伪膜呈出血性糜烂面，取假膜作涂片或培养可发现病原体。溃疡处疼痛明显，全身症状轻重不一，多有发热、烦躁、食欲缺乏或因局部疼痛而不能进食。

（彭 博 曹 玲）

# 8. 孩子发生**异物卡喉**该如何应对

咽喉异物是指发生于声门上区、声门区、声门下区的异物，是小儿常见急症。异物进入喉腔一般立即引起剧烈咳嗽，较大异物崁顿时可在数分钟内引起窒息死亡，但当异物不完全堵塞喉腔时，可仅伴有不同程度的呼吸困难、声嘶、喉喘鸣、喉痛等，往往被误诊为喉炎而延误病情。

关键词

咽喉异物 窒息 喉炎

**专家说**

咽喉异物是小儿常见急症。小儿臼齿未萌出，咀嚼功能差；喉头保护性反射功能不良；进食时爱哭笑打闹；婴幼儿喜欢将小玩具、笔帽等含于口中，当其哭笑、惊恐而深吸气时，极易将异物吸入喉中。当较大异物崁顿于喉时，可在数分钟内引起窒息死亡，需立即实施海姆立克急救法迫使异物排出挽救生命。当较小的异物如花生碎、瓜子片、塑料包装片等卡喉时，孩子会立即出现剧烈咳嗽，此时如异物排出，则孩子可恢复如常，居家观察即可；如孩子突然剧烈咳嗽后出现声嘶、喉喘鸣、持续咽喉痛等，需立刻到耳鼻喉科就诊，并如实向医生说明情况，由医生决定下一步治疗方案。孩子患有急性喉炎时，也可出现剧烈咳嗽、声嘶、喉喘鸣、咽喉痛症状，如无明确异物吸入、进食呛咳病史，可先内科积极抗感染治疗，当孩子病情无好转时需考虑异物卡喉可能，需耳鼻喉就诊完善喉镜或喉CT等相关检查明确病因。

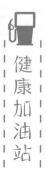

健康加油站

## 孩子发生异物卡喉的预防及治疗

**1. 预防措施** 异物卡喉虽非常危险，却完全可以预防。家长及看护人员均需知晓，3岁以下的臼齿尚未萌出孩子，不应给予花生、瓜子、豆类及其他带核的食物。告诫孩子进食时不要乱跑乱跳，以免跌倒时将食物吸入。在孩子进食时，家长不应惊吓、逗乐或责骂，避免大哭大笑而误吸。教育儿童改掉口含笔帽、小玩具的坏习惯。对于孩子可能吸入或吞下的物品，均不应作为玩具。

**2. 海姆立克急救法** 也叫腹部冲击法，是气道梗阻的应急处理方法。如孩子突然出现不能说话、不能咳嗽，无法呼吸，手呈 V 形抓住颈部，面色发绀等情况时，在拨打 120 的同时，立即实行海姆立克急救法。1 岁以下婴儿：抢救者取坐位或单膝跪地，使婴儿俯卧于抢救者手臂上，婴儿两条腿分开骑跨在手臂两侧。然后将前臂靠在膝盖或大腿上，手托住婴儿头及下颌，保持婴儿的头低于躯干，用另一手掌根部向前下方，用力叩击婴儿背部两肩胛中点，每秒 1 次，拍打 5 次。边拍打边仔细观察婴儿是否排出异物。若婴儿情况并未好转，则将婴儿翻转过来，用手臂托住婴儿头背部，保持儿童的头低于躯干，两条腿骑跨手臂之间，抢救者前臂放在大腿上，形成支撑，另一手示指、中指放于婴儿两乳头连线中点下方、胸骨下半段进行冲击，每秒 1 次，按压 5 次。若异物未排出，再次翻转，继续上述方法，直到异物排出。1 岁以上儿童：抢救者站在患者背后，以前腿弓、后腿蹬的姿势站稳，然后使孩子背对抢救者坐在抢救者大腿上，并让其身体略前倾，然后用两手环绕孩子的腰部，一手握拳，用拇指侧顶住孩子腹部正中线肚脐上方两横指处、剑突下方，另一手抓住握拳的手，快速向内、向上挤压冲击孩子的腹部，约每秒 1 次，反复冲击，直至异物排出。

如在给予海姆立克急救法后异物未排出，孩子出现意识丧失、心搏骤停时，立即就地进行心肺复苏；即使通过海姆立克急救法排出异物，也需前往医院进一步检查，以除外气管支气管异物可能。

（李光璞 曹 玲）

# 9. 为什么孩子白天咳嗽少、晚上咳嗽多

咳嗽是儿童呼吸系统最常见的临床症状，是机体重要的反射性防御动作，咳嗽有助于清除呼吸道分泌物及气道内异物，当呼吸道黏膜发生炎症，或受到异物、刺激性气体、变应原等刺激时，均可引起气道分泌物增加及气道痉挛继发咳嗽。

**专家说**

根据发病时间，咳嗽可分为急性咳嗽和慢性咳嗽；根据性质，可分为干性咳嗽和湿性咳嗽。急性咳嗽多为呼吸道感染性疾病，白天及夜晚均会咳嗽，无明显的时间规律，主要因为呼吸道受到感染病原体侵袭引起气道分泌物增加，通过咳嗽排出痰液，有助于病情恢复。慢性咳嗽病因复杂，其中有部分疾病会出现白天咳嗽少、晚上咳嗽多的特点，包括咳嗽变异性哮喘、

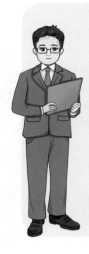

上气道咳嗽综合征、过敏性咳嗽、胃食管反流病等。孩子如果出现晚上咳嗽多、白天咳嗽少的情况，应该注意以上慢性咳嗽病因，此类患儿多次检查血常规都没有明显感染表现，肺部 X 线或 CT 均不能发现有何异常，口服抗生素或者常规的止咳化痰药物效果均不好，多数都按上呼吸道感染或者支气管炎反复治疗，不仅效果不好，还易反复发作；如果孩子出现白天咳嗽少、晚上咳嗽多，应该到医院完善检查明确诊治。

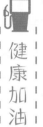

健康加油站

## 孩子白天咳嗽少、晚上咳嗽多常见病因

**1. 咳嗽变异性哮喘**　是由于气道慢性炎症导致的气道高反应性以及可逆性气道阻塞的一种特殊类型的哮喘性疾病，以慢性咳嗽为主要临床特点，由于早晚咳嗽较重，尤其是凌晨阵发性剧烈咳嗽，部分患儿会伴随过敏性疾病、湿疹、荨麻疹、食物过敏等其他过敏表现，所以需要专业临床医生进行鉴别，有气道高反应性，乙酰胆碱激发试验阳性，支气管舒张实验阳性等，确诊后可在医生指导下给予抗哮喘治疗，切记不能自行使用激素类药物治疗。

**2. 过敏性咳嗽**　该疾病病程可能会更长，有较为明确或疑似变应原，严重者甚至会对冷空气敏感，所以该疾病症状较常见于秋冬季节或突然进入较冷的环境，胸部影像无明显异常，和咳嗽变异性哮喘的区别在于无气道高反应性，乙酰胆碱激发试验阴性，支气

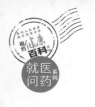

管舒张实验阴性，抗过敏药物治疗有效，极易与咳嗽变异性哮喘混淆。

**3. 上气道咳嗽综合征** 该疾病常见于慢性鼻咽炎、鼻窦炎、扁桃体炎及腺样体肥大等疾病。该疾病由于症状不明显经常被家长忽视，但这几种疾病是导致患儿反复咳嗽、发热的最常见原因，尤其是慢性下鼻甲肥厚性鼻炎最为常见。此类疾病易于夜间发作，主要是因为夜间体位变化会出现鼻涕倒流刺激出现咳嗽。因此主要治疗鼻部疾病可达到缓解治疗咳嗽目的。

**4. 胃食管反流** 是由于胃内容物反流到食管甚至口咽部诱发咽喉反射导致咳嗽的一种疾病，往往伴有干呕、恶心、反酸等胃肠道症状，应与前几种疾病鉴别。夜间体位变化会导致胃食管反流出现咳嗽症状，因此抗反流治疗的同时，可以让孩子在睡前 2 小时不再进食、晚餐尽量吃干性食物，减少流食辅助治疗。

（钱 婧 曹 玲）

# 10. 孩子出现**肝脾肿大**
## 该如何应对

婴幼儿出现肝脾肿大是由于各种原因导致肝脏、脾脏体积增大，超过正常范围，孩子出现肝脾肿大可能与感染、血液系统疾病、先天性代谢性疾病、药物性肝损伤等有关。家长发现孩子肝脾肿大后，应及时就医，医生会根据具体病因进行诊断和治疗。

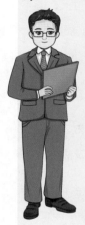

婴幼儿发生肝脾肿大的发病率相对较低，但如果不及时治疗，可能会导致严重的并发症，如肝衰竭、脾破裂等。导致婴幼儿肝脾肿大的原因可能是多种多样的，常见病因有以下几种。

（1）感染性疾病，如肝炎、胆囊炎、肺炎、脑膜炎等。

（2）先天性代谢性疾病，如糖原贮积症、先天性甲状腺功能减退症等。

（3）血液系统疾病，如贫血、血小板减少性紫癜、白血病等。

（4）药物性肝损伤。

（5）其他疾病，如先天性心脏病、肠梗阻、肠套叠等。需要通过详细检查和诊断才能确定具体的病因，从而制订相应的治疗方案。所以家长发现孩子肝脾肿大后，应及时就医，医生会根据具体病因进行诊断和治疗。

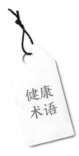

**肝脾肿大：** 指肝脏和脾脏体积增大，超出正常范围。

关键词

婴幼儿　肝脾肿大

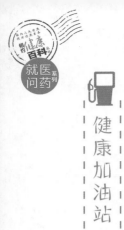

## 家长应如何照顾肝脾肿大患儿

（1）保持充足的休息：需要保持患儿充足的休息，避免过度活动和疲劳，以减轻肝脏负担。

（2）饮食调整：患儿的饮食应以清淡易消化为主，避免油腻、辛辣、刺激性食物，同时要保证足够的营养摄入。

（3）注意个人卫生：家长要注意患儿的个人卫生，保持皮肤清洁干燥，避免感染。

（4）遵医嘱用药：如果患儿需要药物治疗，家长应遵医嘱给孩子喂药，并注意观察药物的不良反应。

（5）定期复诊：患儿治疗期间需要定期到医院进行复查，以了解病情的变化和治疗效果，及时调整治疗方案。

（李稚灵　杨　敏）

# 11. 孩子出现**胸痛**该如何应对

当孩子诉胸痛时，家长需要重视，但也不用过于担忧，如果孩子精神好、面色正常、一般活动正常，并不意味着有危险情况。大多数情况下，儿童期的胸痛是良性疾病过程，经过适当的检查和治疗，孩子的胸痛常可逐渐减轻消失。

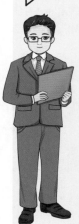

胸痛可发生在所有年龄段的儿童，男女发病相同，平均就诊年龄在 13 岁左右。听到孩子说胸痛，很多家长会认为是心脏问题，实际上儿童胸痛的病因除了心源性还有非心源性问题。

胸痛相关的心脏疾病包括以下几种。

**1. 心脏结构的异常**　各种先天性心脏病（如法洛四联症、主动脉瓣狭窄、冠状动脉起源异常等）或后天因素（风湿热、感染性心内膜炎、川崎病合并冠脉损伤、心脏手术等）导致的心脏及血管病变。

**2. 心肌病变**　如心肌病、心肌炎。

**3. 心律失常**　心动过速或心动过缓也可导致胸痛，如阵发性室上性心动过速、室性心动过速等。这些孩子常常有相关病史及合并其他表现，需要到医院心脏专科就诊行相关检查才能诊断。

除了心脏以外，胸部的其他器官包括肌肉骨骼、呼吸道，甚至胃肠道的问题也会引起胸痛。

（1）骨骼肌肉相关的胸痛是儿童期胸痛的常见原因，包括玩游戏或体育运动时撞到，提重物肌肉拉伤、挫伤或扭伤导致疼痛；肋软骨炎也可引起胸痛，常常在肋骨与胸骨交界的软骨部位有压痛感，多为单侧，有时在胸前会出现针刺感，安静时明显，深呼吸常加重，一般在休息后会逐渐好转。

关键词

胸痛　心脏疾病

（2）严重的肺部感染或气喘、剧烈的咳嗽会牵动胸部肌肉或骨骼造成胸痛，这些患儿常常有相应的病史或呼吸道症状，更严重的情况比如气胸甚至肺动脉栓塞亦会造成更严重的胸痛，但更为少见。

（3）胃肠疾病导致的胸痛常位于胸部下方靠近上腹部处，多在饭前、饭后或平躺时出现，常合并有胸口灼热（烧心）、恶心等情况。

（4）一些心理因素也可引起胸痛，一些年龄稍大的患儿，特别是青春期女童，常因心理或情绪问题而抱怨胸痛。

导致儿童出现胸痛的原因较多，且与之相关的病因常常难以马上确定，但大多数儿童的胸痛常常是短暂而良性的，通常休息后自行好转，家长不必过于担心，但也需要足够重视，特别是孩子自身有心血管基础疾病史或伴随明显心悸、面色改变等表现，需要及时至医院就诊。

（周书来　解春红）

# 12. 孩子体检发现**心脏杂音**
## 该如何应对

关键词

心脏在跳动过程中，由于心肌收缩，心脏瓣膜活动，血流冲击心室壁、血管壁等引起的振动产生心音，心脏杂音是指在心音与额外心音之外，在心脏收缩或舒张过程中的异常声音。孩子体检发现心脏杂音，该如何应对呢？

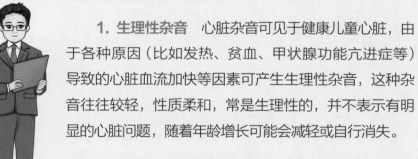

孩子体检发现心脏杂音，家长不用过于担忧，不同原因导致的心脏杂音应对方式不同。

**1. 生理性杂音** 心脏杂音可见于健康儿童心脏，由于各种原因（比如发热、贫血、甲状腺功能亢进症等）导致的心脏血流加快等因素可产生生理性杂音，这种杂音往往较轻，性质柔和，常是生理性的，并不表示有明显的心脏问题，随着年龄增长可能会减轻或自行消失。

**2. 病理性杂音** 在心脏或大血管病变时，心肌收缩力改变、心脏瓣膜狭窄或关闭不全，或心腔内血流速度变化，可产生异常的心音或心脏病理性杂音，这种杂音较响，性质粗糙。

**3. 先天性心脏病** 患先天性心脏病时，心脏存在异常的血流通道，体检时可发现心脏杂音，杂音的强弱、性质往往与异常血流通道的大小有关。

心脏杂音　先天性心脏病　心脏彩超检查

如果体检发现性质柔和、较轻的杂音，孩子需定期体检让医生听诊，动态关注；如果体检发现性质比较粗糙、明显的杂音，可能和心脏疾病有关，就一定要到儿童心脏专科就诊明确诊治。

儿童心脏专科医生可以通过听诊了解心脏杂音的响度和性质，并结合孩子的情况做进一步检查明确有无心脏异常。一些有心脏病杂音的孩子可通过心脏彩超检查帮助诊断有无房间隔缺损、室间隔缺损、动脉导管未闭等常见的先天性心脏病。

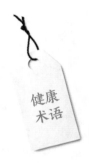

**先天性心脏病：** 简称先心病，指心脏及大血管在胎儿期发育异常，导致出生后心脏血管结构畸形。常见的先天性心脏病包括室间隔缺损、房间隔缺损、动脉导管未闭，肺动脉瓣狭窄、主动脉瓣狭窄、法洛四联症、单心室、完全性大动脉转位、三尖瓣闭锁等多种类型。

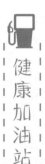

健康加油站

## 孩子患先天性心脏病怎么办

孩子体检发现心脏杂音，心超检查提示有先天性心脏病。家长可到儿童医院心脏专科就诊，根据孩子的病情选择恰当的治疗方案。部分简单的先天性心脏病对孩子的影响较小，可按医生建议定期复查随访。而一些先天性心脏病如最常见的室间隔缺损、房间隔缺损、动脉导管未闭常不能自愈，而且可能影响孩子生长发育，引起反复呼吸道感染，甚至导致肺动脉高压等并发症，应在专科医生建议下积极手术治疗。目前临床对于先天性心脏病的手术治疗包括两种：外科手术和介入治疗。手术治疗方案和手术时机选择主要取决于先天性心脏病类型和病情严重程度。绝大部分先天性心脏病的孩子可通过手术治疗治愈。

（周书来　解春红）

# 13. 为什么有些孩子睡醒
# **眼睑**会肿

　　眼睑，俗称眼皮，是人体很敏感薄弱的部位，轻微的变化就会引起家长的注意，眼睑水肿部分是生理原因造成的，可自行恢复，但有一些情况可能需要就诊。

**专家说**

　　眼睑处皮肤较薄，皮下组织疏松，液体容易聚集表现为眼睑水肿。儿童睡醒后眼睑肿，可能有以下原因。

　　（1）如果孩子晚上吃得过咸，喝水多，睡觉时平躺或侧身，体位关系水会向位置较低且组织疏松的地方聚集，也就是眼睑处会出现水肿，次日晨起家长会发现眼睑轻微肿胀，白天活动后很快恢复正常，这就不是很严重的问题，不需要特殊处理，不放心也可观察几天。

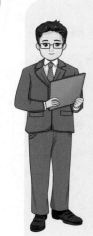

（2）过敏的孩子有时可出现晨起眼睑轻微水肿，下眼睑下发青。如果近期晨起眼睑水肿较重，白天轻微好转，伴有蚊虫叮咬后局部皮肤肿胀，湿疹加重，荨麻疹加重，需要注意过敏相关的问题，可以回忆一下，是不是吃了什么食物、药物？接触过什么东西？被虫子叮咬过？与宠物玩耍过？观察去除变应原是否好转，必要时到医院就诊，遵医嘱口服氯雷他定或西替利嗪缓解过敏。

（3）如果晨起眼睑水肿，白天没有明显消退，同时出现腹胀，双侧下肢水肿发硬发亮，感觉尿量减少，需要及时到医院就诊，注意肾脏疾病。

（4）如果晨起眼睑水肿，白天没有明显消退，孩子精神状态不好，还需要注意心脏和肝脏相关疾病以及甲状腺功能，因心功能不好出现血流动力学相关问题，或是肝脏功能异常导致血中白蛋白降低，都可以出现眼睑水肿，甲状腺功能减退也可以出现眼睑和周身黏液水肿，怀疑以上问题需要到医院就诊排除。

（5）晨起眼睑水肿，白天没有明显消退，同时伴随发热，颈部淋巴结肿大，咽部扁桃体黄白苔，需要到医院就诊，注意EB病毒感染。

（6）眼睑水肿伴随眼结膜红，孩子一直揉眼睛，眼睛内有分泌物，需要到眼科及时就诊。

（李　娜　杜　悦）

# 14. 儿童**误服药物**
## 该如何应对

误服药物、毒物是婴幼儿意外伤害的常见原因之一。婴幼儿好奇心强，喜欢尝试新鲜事物，并喜欢模仿成人的一举一动，因此容易出现误服药物毒物事件，处理不当可能导致身体损伤，严重时甚至危及生命。

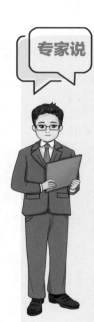

**专家说**

首先，无论孩子是误服药物、毒物或其他物品，都建议拨打急救电话或者尽快送医。在等待救援或者送医过程中，家长可以按照以下步骤进行家庭急救处理。

（1）如果误服的是药物，尽快分清误服药物种类、剂量及记录误服时间。将呕吐残留物及药品说明书收好帮助医生尽快清楚药物性质。

如果需要催吐，建议尽量在医生指导下进行，避免误吸及呛咳。催吐需尽早进行，尽量在误服药物2小时内，如时间太久药物已进入肠道，催吐也就失去了意义。如呕吐物中发现血性液体则提示可能出现消化道或咽部出血，应暂时停止催吐。

（2）如果误服的是电池、强酸强碱、有腐蚀性或成分不明的，不要盲目催吐，可以给孩子喝些牛奶，保护孩子的胃黏膜。

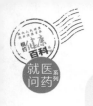

（3）如果误服的是洗衣液、洗衣凝珠等物品，可以催吐，并适当喝些牛奶或豆浆。

（4）如果误服的是有机磷农药，呼出的气体中有大蒜味，可以喝下肥皂水反复催吐解毒，同时立即送往医院。

（5）如果误服生石灰（氧化钙），不要催吐，生石灰遇水"沸腾"，会灼伤口腔，可饮用牛奶或橄榄油。

（6）如果误服的是樟脑丸，可以催吐，千万不要喝牛奶或脂肪含量高的液体，以免加速毒素吸收。

**健康加油站**

1. **不要哄骗孩子吃药** 家长不要用"吃糖""喝饮料"等欺骗性的语言哄骗孩子吃药，以免婴幼儿对药物产生误解，造成误食。

2. **不要用牛奶、果汁、饮料等液体服药** 所服的药物可能会和这些液体发生反应影响药效或产生其他化学作用对身体造成损害。

3. **误服泡腾片** 如果误服泡腾片，千万不要喂水，以免引起泡腾片溶解产生大量气体阻塞气道引起窒息。

4. **催吐的禁忌证** 昏迷（有吸入气管的危险）；惊厥（有加重病情的危险）；食入腐蚀性毒物（有消化道穿孔、出血的危险）；休克、严重心脏病、肺水肿、主动脉瘤；最近有上消化道出血或食管 - 胃底静脉曲张病史。

（白　薇　齐建光）

二

# 外科
# 常见症状

# 15. 孩子从**床上跌落**
## 需要马上去医院吗

　　提到婴幼儿坠床，很多家长都有类似的经历。孩子好好地躺着，家长转身拿纸尿裤，回身发现孩子坠床；孩子在睡觉，家长在厨房，突然听到孩子的哭声，结果发现孩子坠床；夜晚，睡梦中听到孩子大哭，猛然起身看到孩子在地上撕心裂肺地哭着。

　　看到孩子坠床，家长的第一反应是不是冲过去抱起孩子、仔细查看伤势并安慰孩子呢？其实这样做是错的。孩子坠床，程度可轻可重，如果贸然抱起孩子，可能给孩子造成二次伤害。正确的做法是不要惊慌失措，不要马上抱起或移动孩子，可先在原地进行安抚，并判断孩子的状态。

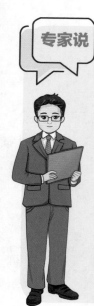

**专家说**

　　**1. 检查有无明显外伤痕迹**　父母首先要检查孩子有没有外伤、手脚是否扭伤，如果皮肤有伤口，一定要先止血，用干净纱布覆盖在伤口上，保持伤口清洁，立即到医院就诊。

　　**2. 可利用玩具测试孩子的肢体活动能力**　发现无明显外伤，等孩子冷静下来，拿一个玩具给他，观察他是否能用力，手指是否灵活，这时候再捏他的腿，看是否一捏就哭，如果是，先考虑扭伤或骨折，立刻去医院，儿童疑似受伤的地方需固定住。

**3. 观察孩子的精神状态**　如孩子保持清醒、反应好、脸色正常、手脚伸缩自如、哭声洪亮，表示孩子并无大碍，则不需要立即去医院，更不需要做头部 CT 检查。虽然孩子可能因为短暂性的疼痛和惊吓而哭闹，但哭闹一般不会持续太久，在安抚一会儿后可以像平常一样玩耍，就不需要过分担心。

**4. 在家密切观察 24~48 小时，必要时及时就诊**　在家继续严密观察孩子24~48小时，观察是否出现了一些比最初更严重的症状。要了解一开始看似轻微的头部损伤，也可能发展成严重的问题。

健康加油站

孩子坠床后出现以下情况需要及时就医。

（1）面色发青或苍白、肢体不能活动。

（2）精神萎靡，格外嗜睡、叫不醒、无精打采。

（3）出现持续的头痛、哭闹、不愿吃东西也不愿玩。

（4）出现频繁呕吐，呕吐次数超过 2 次。

（5）行走困难、走路姿态比原来笨拙、口齿不清、看不清东西。

（6）在清醒一段时间后，孩子再次出现意识障碍、抽搐或呼吸不稳定。

家长要把保护工作做在前面，才能避免摔伤后的担忧，甚至是令人惋惜的悲剧。下面是一些预防儿童

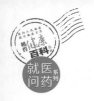

摔伤的注意事项。

（1）不要把孩子单独留在床上、沙发上、尿布台上，即使几秒也不可以。要离开就把孩子一起抱走，放在铺有软垫的地上。

（2）不要给孩子用带滑轮的学步车。

（3）窗户旁边不能放置床、椅子、柜子等可以攀爬的家具。

（4）窗户一定要装安全锁，避免孩子高空坠落。

（李　响　李　颀）

宝宝发生头部外伤，家长该
如何正确处理与预防

# 16. 孩子被**烧伤**该如何应对

烧伤是指受热水、火焰、蒸汽、高温物体及化学物质等引起的组织损伤，因儿童皮肤稚嫩，皮肤附件尚未发育完全，儿童的烧伤程度往往较成人重。3岁以内婴幼儿是儿童烧伤的高危人群。

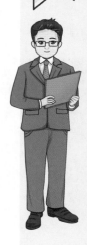

关键词

烧伤 组织损伤

专家说

儿童烧伤以中小面积烧伤为主，家长遇到儿童发生烧伤，需要立即脱离热源，将儿童转移到安全的地方。去除伤处表面覆盖的致伤源，如热水浸泡的衣物、化学物质等。并用冷水给孩子冲洗伤处，以减少对周围组织继续造成热损害，冷水冲洗时间以受伤部位不痛或稍疼痛为标准，一般持续冲洗半小时以上。如果创面局部仍然潮红、疼痛，可以继续冷水冲洗，水疱破裂也不是冲洗的禁忌。应尽快带孩子到医院就诊治疗，同时告知医生孩子受伤的过程。

根据烧伤严重程度，烧伤分为：Ⅰ度烧伤、Ⅱ度烧伤、Ⅲ度烧伤，创面越大，程度越深，则感染发生率越高，需及时就医，由医生判断孩子病情并积极治疗。

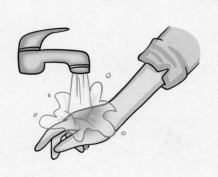

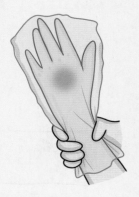

**持续冲洗：降温止痛防感染，保护水泡送医院**

避免孩子烧伤的创面接触酱油、锅底灰、甲紫溶液（紫药水）、汞溴红溶液（红药水）、牙膏、食盐及食用油等物质，以免影响医师对伤情的判断。

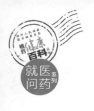
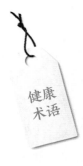
健康
术语

Ⅰ度烧伤：烧伤皮肤发红、疼痛、明显触痛、有渗出或水肿。轻压受伤部位时局部变白，但没有水疱。一般 3~5 天可痊愈。

Ⅱ度烧伤：皮肤有水疱。水疱底部呈红色或白色，充满清澈、黏稠的液体。触痛敏感，压迫时变白。根据皮肤损伤程度又分为浅Ⅱ度（真皮浅层损伤、疼痛、局部有大疱，但疱壁薄，若无感染，一般 7~11 天可愈合）和深Ⅱ度（真皮深层损伤，疼痛轻、水疱较小，但疱壁较厚，容易感染留疤，一般需要 3~4 周愈合）；

Ⅲ度烧伤：烧伤表面可以发白、变软或者呈黑色、炭化或皮革状。偶尔有水疱，烧伤区的毛发很容易拔出，感觉减退。Ⅲ度烧伤区域一般没有痛觉，因为皮肤的神经末梢被破坏。

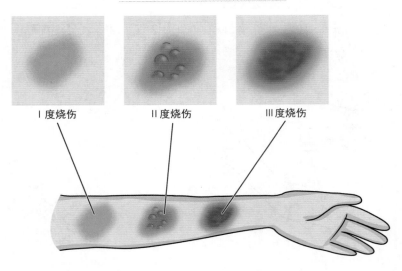

Ⅰ度烧伤　　　　Ⅱ度烧伤　　　　Ⅲ度烧伤

（许坚吉　李　颀）

# 17. 孩子**头围**比同龄人**大**正常吗

头围是指绕头一周的最大长度，通常可以评估孩子头部的大小，从而预测儿童的发育状况。孩子头颅骨骼一般是由 23 块形状大小不同的骨组成，头颅大小常以头颅前后径、横径和高径的数值表示，最常用的指标是头围。通常情况下是从前额的鼻根到后脑的枕骨隆突的距离最长，所以一般头围就是从前额的鼻根到后脑的枕骨隆突绕一周的长度。新生儿的头围在 34cm 左右，6 月龄前孩子的头围增长最快，可达 10cm。其中，第 1 个月的增长可达 3cm，是增长幅度最快的 1 个月。跟人的身高一样，孩子头围的大小也是因人而异的。

专家说

有句俗话说"大脑袋的孩子聪明"，于是，孩子头围的大小便成了家长既敏感又关注的问题。那么，孩子头围大是聪明还是疾病？孩子的头围大会是脑积水吗？

婴儿头围是重要的发育指标，与颅骨以及中枢神经系统的发育密切相关，具体分为以下几个阶段。

**1. 刚出生** 平均头围是 34cm，开始头围增长速度较快，随着年龄增长，逐渐减慢。出生后的第一个月头围增长最快，可增长 2~3cm。

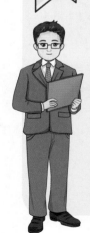

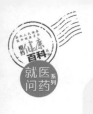

**2. 1月龄** 平均头围是37cm，之后生长速度逐渐减慢。

**3. 3月龄** 平均头围是40cm，3~6月龄孩子的头围每月可增长1cm，到6月龄时孩子的平均头围是43cm。

**4. 6月龄** 此时孩子的头围每个月增长0.5cm，1岁时标准的头围是46cm。

因此，虽然孩子的年龄、性别完全相同，但头颅的大小、形状会有所差别，当然这些差别并不超越一定的限度，即孩子的头围一般在同年龄、同性别孩子头围的平均值±2个标准差之间。有的孩子头大，并明显超过了正常范围，即大于同年龄、同性别儿童头围的平均值±2个标准差，甚至平均值±3个标准差，那么孩子可能非但不聪明，还会表现为智能落后。所以，聪明不等于头大，头小也有可能是天才。头的大小与遗传有一定关系，父母头大，孩子的头也可能大；同时头大小与大脑后期发育等有很大关系，不过聪明与头围基本没有直接关系，聪明的人也不一定是脑袋大的人。历史上的伟人和科学家，有的头围很大，也有的很小，所以不能单看头的大小，要看大脑的重量，脑细胞的发育是否正常，大脑面积的大小（沟、回的数量）以及它的功能如何等全面衡量。如果孩子的头围过小，应考虑是否存在着中枢神经系统发育不良的问题。如果头围过大，也要注意是否存在缺乏维生素D或钙剂的问题。

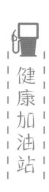

# 孩子头围过大可能存在的潜在疾病

当孩子的头围长得过快或过慢时，家长应及时带其就医并做进一步检查。可能是以下疾病造成的。

（1）脑积水：是指脑脊液容量的增加。表现为前额突出，眼球向下转，上部巩膜暴露，呈"太阳落山征"，头皮静脉显露，常可伴有智能落后。

（2）颅内占位性病变：常见的有颅内肿瘤、血管瘤等。这类孩子除有头围异常增大外，还可表现出烦躁不安、哭声尖利、恶心甚至呕吐等。

（3）巨脑症：主要是由于神经胶质细胞的过度增生。孩子头围进行性增大，体格发育迟缓，所以孩子头大身体小，半数可伴有惊厥，一般预后不好。

（4）单纯性头大：智力正常的孩子，可能为软骨发育障碍，这是常染色体显性遗传性疾病，起病于胎儿期。此病表现为四肢短小，头围相对较大。由于颅底软骨骨化过早而头颅盖骨继续生长，所以形成头大、面宽、塌鼻、前额及下颚向前突出的特殊面容。

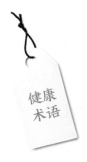

**脑积水：**是脑脊液生成或循环吸收过程发生障碍而致脑脊液量过多，压力增高，扩大了正常脑脊液占有的空间，从而继发颅内压增高、脑室扩大的总称。其原因大多是脑脊液循环通路的某些部位阻塞所致，而生成过多者则较少见。多发生在 2 岁内

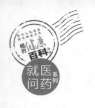

的儿童，可分为交通性和非交通性脑积水两类，交通性是指脑脊液在脑表面的吸收受阻；非交通性是指脑室内的脑脊液循环阻塞。临床患儿多见头颅增大、囟门扩大、紧张饱满、颅缝开裂愈期不合、落日目、呕吐、抽搐、语言及运动障碍、智力低下。

**颅内占位性病变：**是在颅腔内占据一定空间位置的一组疾病的总称，临床上以颅内压增高和局灶性神经损害为特征，其中以颅内肿瘤、颅内血肿和脑脓肿等为常见。

**巨脑症：**是一种罕见的遗传性疾病。巨脑症最重者可达 2 850 克，脑回巨大，重量也可在正常范围内。儿童可见脑回结构复杂，神经元数目和大小均有增加。脑室正常。胶质细胞增生、结节性硬化、脑脂质沉积、白质海绵状变性及亚历山大综合征等改变均可见到。常并发神经系统其他畸形。

（丁柏匀　李　颀）

# 18. 孩子**排尿**时会**痛**
## 该如何应对

很多家长可能都遇到家里的孩子在小便时哭闹喊疼的情况，这是什么原因，又该如何应对呢？

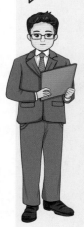

孩子排尿时会痛的常见原因有如下 3 种。

**1. 尿路感染**　尿路感染就是尿路上皮细胞受到细菌或其他病原体入侵，细菌或其他病原体定植并不断繁殖，使局部出现红肿、疼痛、尿血等情况。儿童尿路感染是儿童最常见的感染性疾病之一。根据统计结果，在小于 7 岁的孩子中，尿路感染在男童中的发病率为 1.7%，而在女童中的发病率为 8.4%。引起尿路感染的病原体主要是细菌，儿童尿路感染以革兰氏阴性菌感染为主，其中主要感染菌株以大肠埃希菌、肺炎克雷伯菌为主。逆行感染是尿路感染发生的主要方式。微生物可以由尿道外口进入，沿尿道感染膀胱、输尿管以及肾盂。根据感染部位不同，通常将尿路感染分为上尿路感染和下尿路感染，上尿路感染以肾盂肾炎为主，下尿路感染以膀胱炎、尿道炎为主。在新生儿中，以全身症状为主，首发症状为发热，并伴有腹泻、呕吐等，而大龄儿童则以发热、腹痛较为多见，且同时存在尿急、尿痛等临床症状，临床治疗后，疗效尚可。

当前，比较多发的是膀胱炎和尿道炎等下尿路感染。下尿路感染不及时治疗，很容易引起严重的上尿路感染，也就是急性肾盂肾炎。反复发作的尿路感染容易导致肾脏瘢痕形成，成年后导致高血压、慢性肾功能不全等。儿童尿路感染发病率较高与其泌尿系统先天畸形有一定关系，孩子抵抗力较差，管壁弹力纤维发育不完善，导致尿液引流不畅，细菌容易定植和

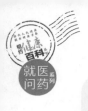

感染；重复肾、多囊肾等均可导致肾积水，引起肾实质感染；膀胱输尿管尿液反流引起的尿路感染发病率高达 45%，是尿路感染的易感因素。

**2. 包皮龟头炎** 炎症严重时会有排尿疼痛的可能，与男童的生理结构有密切关系，一般幼儿有包茎，包茎里面会有污垢堆积，堆积过多就会引起包皮龟头炎，也会引起排尿疼痛。严重时会引起包皮和龟头溃烂，甚至形成局部瘢痕。

**3. 外伤** 比如清洗阴茎时包皮被翻破，存在伤口，排尿时如果接触到包皮的伤口，也会引起疼痛。

孩子喊"尿尿会痛"时，首先应检查孩子是否有外伤或包皮龟头炎。若有外伤，应进行局部清洁，严重者应及时前往医院就诊；若有包皮龟头炎，建议及时就诊，进行清洁处理及使用抗生素。

如果怀疑是尿路感染，需前往医院就诊。查血、尿常规以及尿培养，明确其感染病原体，采用最合适的抗生素治疗。在尿培养结果明确以前，一般采用经验性用药，最常用的是头孢曲松钠、他唑巴坦钠，再根据疗效和尿培养结果选择敏感抗生素。若反复出现尿路感染，建议及时进行泌尿系统超声、造影等检查，明确是否存在先天性发育异常、机体发育不良、先天性尿路畸形、尿道狭窄等，及时发现异常并予以处理。

健康加油站

### 1. 怎样预防尿路感染

（1）多喝水，建议比平时多喝 1 倍以上的水，保证排尿量是以往的 2 倍左右，这样才能起到冲洗膀胱和尿路的作用，减少体内细菌繁殖。

（2）注意卫生，无论男女，勤换衣物，特别是内衣、内裤，经常将被子放在阳光下暴晒，每周换洗一次床单、被罩等，每天换内裤，用热水清洗后在阳光下晒干。

（3）消除慢性感染的因素，及时检查是否存在泌尿系统发育异常，避免反复尿路感染。

（4）不要憋尿。

（5）避免发生污染，排便后擦拭时，要注意从前向后擦，避免对尿道口造成污染。如果排便后方便冲洗，可使用温水认真冲洗肛门。

（6）补充维生素 C，日常生活中建议多喝现榨的橙汁、柠檬水和猕猴桃汁等。

### 2. 怎样预防包皮龟头炎
每日用清水清洗包皮和龟头；排便前后要洗手；及时咨询医生是否应该行包皮环切术。

（范世莹　李　颀）

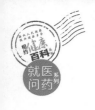

# 19. 为什么有些孩子一**哭闹**肚子就**鼓包**

你在生活中是否遇到过，在孩子哭闹或排便时，肚子上会鼓起一个包。不要轻视这个"包"，如果这个"包"不能自行消退，或者反复突出，一定要带孩子到医院就诊，这很可能是疝。

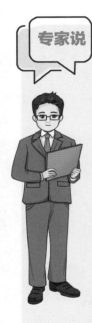

**专家说**

疝指体内器官或器官的一部分离开正常的解剖位置，通过先天或后天形成的薄弱点、缺损或孔隙进入其他部位。小儿疝气是小儿外科的常见病之一，其中以腹股沟斜疝和脐疝较多见。

**1. 腹股沟斜疝** 腹股沟是位于下腹壁与大腿交界的三角区，人人都存在腹股沟管。正常情况下腹股沟管内有血管、精索（男）、子宫圆韧带（女）通过，但处于封闭状态。

当某些原因使腹股沟管"开放"，本应该在腹腔里的器官，比如大肠、小肠、卵巢等，进入腹股沟管或者阴囊里，就会鼓起一个包。

**2. 脐疝** 脐位于腹壁正中部，在胚胎发育过程中，是腹壁最晚闭合的部位。脐部缺少脂肪组织，是全腹壁最薄弱的部位，腹腔内的器官就容易从此部位"跑出"形成脐疝。

有这些"缺陷"的存在，孩子哭闹用力时一顶，器官就从缺陷部位被"顶"出来，鼓起一个包。有的家长发现孩子在哭闹、排便、剧烈活动等需要腹部用力的时候鼓包会变严重，安静后又好转一些，那很可能是疝。

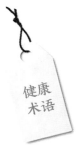

健康
术语

疝：即人体内某个脏器或组织离开其正常解剖位置，通过先天或后天形成的薄弱点、缺损或孔隙进入另一部位。常见的疝有脐疝、腹股沟直疝、腹股沟斜疝、切口疝、手术复发疝、白线疝、股疝等。

健康加油站

## 儿童疝气如何治疗

如果没有禁忌证，原则上腹股沟斜疝患儿可以在任何年龄进行手术治疗，目前国内一般建议 6 月龄以上。如果发作频率低，只是偶发，可以先观察。但如果频繁发作，甚至出现鼓包无法回纳、呕吐等嵌顿症状的，则需尽快手术。

腹股沟斜疝治疗属于相对较小的手术，且现在微创腹腔镜技术成熟，手术切口小、恢复快，总体安全可靠，家长不必过度忧虑。如果一味保守观察，一旦发生嵌顿没有及时治疗，反而会出现肠坏死等后果。而当睾丸受影响或卵巢嵌顿过久，则会影响生育功能。

脐疝有自愈的可能性，且自愈的可能性比较大，90% 以上的婴儿会随着年龄的增长，腹直肌发育的增

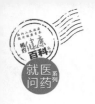

厚，脐孔慢慢闭合，脐疝会慢慢自愈。理论上而言，到2周岁以上，如果孩子的脐孔还不能闭合，可能是不能够自行闭合，可以考虑进行手术修补。

（陈 霞 李 颀）

三

# 其他
# 常见症状

# 20. 为什么有些孩子总是
# 爱眨眼睛

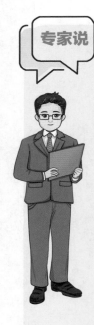

关键词

倒睫　结膜炎　抽动症

孩子频繁眨眼，是一个非常常见的眼科症状，原因有很多，大部分是由于眼部疾病的刺激引起的不适感导致，有些是视力不佳，除此之外，还要注意抽动症，以及孩子因爱模仿形成的不良习惯。

**专家说**

大部分孩子频繁眨眼是由一些眼部疾病的刺激导致，比如儿童的倒睫、角膜结膜异物、干眼症、结膜炎、角膜炎、睑缘炎等，导致孩子眼部不适而频繁眨眼，这时孩子需要到眼科诊治，根据不同的病因给予不同的处置。

（1）倒睫：婴幼儿可以滴玻璃酸钠等人工泪液眼药水，贴倒睫贴，或者用手把睫毛往外拨，减少睫毛的刺激。

（2）结膜炎：结膜炎病因也有很多，比如过敏、细菌感染、病毒感染等，需要根据不同的表现使用相应的眼药水缓解症状，其中以过敏常见，除了滴眼药水，平时也要注意生活环境中避免接触变应原，不要频繁用手揉眼等。

（3）干眼症：通常由于不规范的用眼，或者慢性未得到治疗的结膜炎引起，这时可以用人工泪液缓解症状。

（4）异物入眼：眼睛里进了异物摩擦眼睛，会让孩子频繁眨眼，如果父母怀疑有异物进入孩子眼睛，需要及时到医院进行结膜囊冲洗，或者剔除角膜上的异物，避免造成更加严重的感染和损伤。

（5）屈光不正：有的孩子因为视力不佳，也会通过眨眼来获得短暂的清晰视觉，此时到医院做规范的视力检查很有必要。

（6）其他：有些孩子在频繁眨眼睛的同时伴随脸部和 / 或口部的不规则动作，有些孩子还会从喉咙发出奇怪的声音，这时父母需要注意有无抽动症。此时对儿童眨眼不要过于强调和指责，应到医院神经内科或者心理科进行专科诊治。除此之外，还有些孩子因为觉得好玩，有模仿眨眼的不良习惯，但这种情况一般是排除以上疾病后再考虑，通常通过耐心地教导纠正可以缓解。

总之，如果孩子出现频繁眨眼的情况，家长一定要引起重视。

（周书来　解春红）

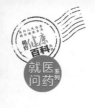

# 21. 为什么有些孩子经常

# 流眼泪

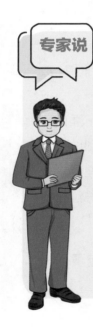

出生不久的婴儿经常流泪，主要是由于鼻泪管瓣膜未打开或者骨性畸形导致鼻泪管堵塞，泪液引流不畅所致。如有脓性分泌物，需要考虑继发感染。

**专家说**

出生不久的婴儿经常流泪往往是由于鼻泪管下端Hasner瓣膜未打开，下端堵塞所致。还有较少患儿是因为鼻泪管骨性发育畸形造成的泪道阻塞，泪液不能从下方排入鼻腔造成孩子经常流泪。但如果同时伴有脓性分泌物，需要警惕继发性感染。治疗上一般可以先按摩鼻泪管，如果有脓性分泌物，可在按摩后滴抗生素眼药水。大部分孩子随着年龄增长，鼻泪管逐渐发育完全，流泪症状会好转消失。如果迟迟没有痊愈，建议 1 岁内行泪道探通。

鼻泪管发育不全　按摩治疗　泪囊炎

健康加油站

## 如何进行鼻泪管按摩治疗

（1）用示指（食指）指腹压迫泪囊区，就是按在儿童的眼睛的内眼角（内眦）部位，向外上方挤压，促进脓液排出。

（2）用指腹按住内眼角，向下（垂直地面）按压推挤。

**注意事项：**每天按摩 3~4 次，每次 20~30 下，按摩时要有一定力度，感觉按压在鼻骨上，并有一定的压力感，才能达到按摩的效果，但也不能太用力，避免伤害孩子的皮肤和皮下血管。如有脓性分泌物，可以在排出脓液后，点上抗生素眼药水继续按摩，效果会更好。

（周书来　解春红）

# 22. 为什么有些孩子总是
# 爱揉鼻子、揉眼睛

孩子揉鼻子、揉眼睛很可能是鼻子、眼睛不适，常见的原因是过敏性鼻炎、过敏性结膜炎。空气干燥、环境污染也可能导致孩子用手揉眼睛、鼻子缓解不适。儿童倒睫是睫毛生长方向发生异常，经常摩擦角膜上皮，引起异物感，儿童就会忍不住用手揉眼睛。如果孩子出现频繁揉鼻子、揉眼睛的情况，建议及时就诊。

**关键词**

**过敏性鼻炎 过敏性结膜炎**

**专家说**

孩子总是爱揉鼻子、揉眼睛一般由于孩子鼻子、眼睛痒，常见由于过敏性鼻炎、过敏性结膜炎等疾病导致鼻子、眼睛不适所致。一些环境因素比如空气干燥、粉尘过多等也会引起孩子鼻子、眼睛不适。

如果孩子还伴有流眼泪、眼屎增多的情况，需要及时带孩子到医院眼科就诊，可能是结膜炎或泪囊炎，也不排除有倒睫的情况，需要查明原因及时对症治疗。如果孩子伴有鼻塞、鼻涕、咳嗽等情况，最好带孩子到医院耳鼻喉科就诊。

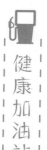

**健康加油站**

### 孩子爱揉眼睛该如何应对

首先要排查原因，常见的是倒睫和结膜炎，如果是倒睫，在3岁以内孩子可滴眼药水润滑眼球表面，用倒睫贴，贴住睫毛往外翻；3岁以上孩子则需根据医生面诊判断是否需要手术。如果是结膜炎，通常由过敏引起，可以减少接触变应原，滴抗过敏眼药水，减少揉眼睛的动作，其他原因引起的结膜炎，用药不同。还有一些比较少见的原因，如角膜炎、异物、干眼症及眼疲劳等。

（周书来 解春红）

# 23. 为什么有些孩子
# 经常流鼻血

有些孩子经常流鼻血，家长常常焦虑，担心孩子是不是有严重的血液病，其实孩子流鼻血大部分是由于鼻部黏膜损伤，鼻部血管破裂导致，只有极少部分和血液病有关。如果流鼻血多且不易停止，建议到医院就诊。

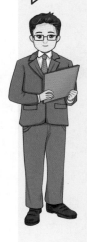

孩子流鼻血最常见的是一些鼻腔局部原因导致，比如鼻炎、鼻中隔偏曲、鼻内的溃疡、糜烂等疾病，容易导致鼻黏膜损伤；另外部分孩子因为鼻子不适而经常抠鼻子或有鼻部碰磕也会流鼻血；环境干燥，尤其是秋冬季节家里开空调、散热器，鼻黏膜薄脆，鼻子也容易损伤出血；长期应用激素类鼻喷剂也可引起鼻出血。经常流鼻血的孩子可以到医院耳鼻喉科做局部的检查，帮助确认病因。如果是鼻炎等鼻部疾病导致鼻出血，经过恰当的鼻部治疗，缓解孩子的鼻部不适，减少抠鼻子等行为导致的鼻黏膜损伤，流鼻血就会减少消失。少部分孩子可能是由于一些全身性疾病，如血友病、纤维蛋白原缺乏血症、血液系统肿瘤等导致的凝血功能障碍也会流鼻血，这部分孩子往往伴随其他表现，如牙龈出血、皮肤瘀斑、关节肿胀等，需要及时到医院血液科诊治以明确病因。

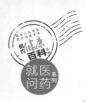

## 流鼻血时该怎么办

流鼻血时破损部位大多在鼻腔前部，以鼻中隔前下方出血最常见。正确的做法是让孩子安静坐下，避免乱动，身体微向前倾、低头，并用手指捏住鼻子前端的软骨部分 5~10 分钟，如果出血没有停止，可以尝试再次按压；可以用毛巾包裹冰袋或冷毛巾敷在前额位置，辅助止血。应避免头部后仰，导致血液从后鼻孔进入咽部，进而咽下进入胃里，导致胃部不适。

（周书来　解春红）

# 24. 为什么有些孩子睡觉会打呼

孩子睡觉打呼，张口呼吸，常常是由于孩子扁桃体、腺样体肥大所致。过大的腺体组织会影响呼吸气流，导致脑部缺氧，影响生长发育，还会导致面容异常，需要及时评估腺体肥大情况及使用药物治疗，必要时手术治疗。

专家说

　　孩子睡觉打呼、张口呼吸，需要关注孩子是否有扁桃体肥大或者腺样体肥大。如果扁桃体过大，通常家长能够看到增大的扁桃体，而平时张嘴看不到喉部的腺样体，需要到医院通过影像学检查比如 X 线、CT等才能看到腺样体是否有肥大。过大的扁桃体或腺样体可影响呼吸以及脑部供氧，对孩子的生长发育、智力发育都有一定影响，还可能影响面容，建议这部分孩子及时到医院耳鼻喉科就诊。治疗上，药物治疗包括激素类的鼻喷剂加孟鲁司特口服，如腺体组织巨大或药物治疗效果不佳，常需手术治疗。

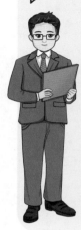

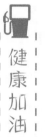

健康加油站

## 扁桃体或腺样体切除会导致孩子免疫力低下吗

　　位于咽部起始部的扁桃体和腺样体能够发挥对异物、病毒或细菌最初的防御作用。扁桃体和腺样体的免疫作用是诱导分泌性免疫并调节免疫球蛋白的产生。扁桃体内的深部间隙形成扁桃体隐窝，被鳞状上皮覆盖，底部有集中的淋巴组织。现有证据证实切除扁桃体和腺样体之一或两者都切除不会引起大的免疫缺陷。

（周书来　解春红）

关键词

高热　红疹　人类疱疹病毒6型

# 25. 为什么有些孩子退热后会出**一身红疹**

很多1岁左右的孩子会经历一次高热，退热后出现一身红疹的情况。退热后孩子精神状态正常，但是为什么会出现红疹？

**专家说**

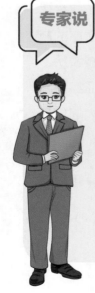

1岁左右的孩子高热退热后出一身红疹，很可能是患幼儿急疹。这种疾病往往是由于孩子感染了人类疱疹病毒6型（human herpes virus 6，HHV-6）所致。患儿常常表现为单纯的高热，不伴有明显的咳嗽、流涕、腹泻等症状。发热大多在3天左右骤然退热，退热后全身出现大小不一的红疹、红斑，尤其以面部、躯干部为主，这些红疹不痒，一般3天内就会自行消退，一般不会导致严重后果。

**幼儿急疹症状在家里该如何护理**

0.5~1.5 岁的孩子患幼儿急疹，常常出现高热、退热后有皮疹的症状。孩子发热可能出现烦躁不安、食欲缺乏、精神差的表现。家长需要细心安抚孩子，保证充分的营养和水分，注意休息，有利于孩子早日康复。

1. **降温**　患幼儿急疹孩子常会高热，体温经常达到 38.5℃以上，而且会反复发热。家长需要注意给予降温处理，一般可按医嘱服用如布洛芬、对乙酰氨基酚等退热药；还需要观察孩子退热后的精神状态，如孩子退热后还是精神差，建议到医院就诊。

2. **保持皮肤清洁和干燥**　患幼儿急疹的孩子退热后多会出现红色斑丘疹。这种皮疹常不瘙痒，孩子不会感觉明显不适，一般不需要使用特别的药物，但要保持出现皮疹的皮肤部位的清洁和干燥。

3. **注意休息**　孩子患幼儿急疹后，抵抗力较弱，也容易感染新的病原体。孩子应该多休息、保障充分的睡眠，家长尽量不要带孩子外出到人多的地方。

4. **注意饮食**　孩子患幼儿急疹常有消化功能下降、食欲缺乏的表现，建议给孩子喂养容易消化吸收、营养丰富的食物。高热时孩子常有缺水的情况，需给孩子多喝温水，保持水分充足。

另外，家长在家护理孩子期间，若孩子出现高热惊厥、退热后仍有精神萎靡、频发呕吐等情况，家长需及时带孩子到医院就诊。

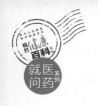

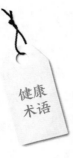

健康
术语

**幼儿急疹：** 感染了人类疱疹病毒6型所致，主要见于婴幼儿，一般情况好，高热3~5天，热退疹出。

（周书来　解春红）

第四章

婴幼儿常见疾病就医指导

一

# 内科
# 常见疾病

# 1. 为什么有些孩子接种**疫苗**后仍会患**手足口病**

关键词

手足口病作为一种传染病，多发于学龄前儿童，传染性强，易引起爆发或流行，且临床缺乏特效药，以对症治疗为主，肠道病毒71型灭活疫苗是相对有效的预防方法。

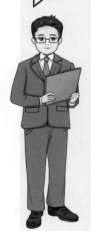

**专家说**

手足口病是由肠道病毒引起的一种儿童常见感染性疾病，包括柯萨奇病毒，埃可病毒，以及肠道病毒71型。

患儿会出现手、足、口腔的皮疹、疱疹、溃疡等，有的患儿还伴随发热。大多数患儿症状轻微，类似病毒性感冒，一般3~7天可好转。少数患儿可引起心肌炎、肺水肿、脑炎、脑膜炎，极个别重症患儿病情进展快，可能导致死亡，其中肠道病毒71型感染引起的病例尤为严重。

手足口病通过消化道、呼吸道和接触传播，婴幼儿和儿童普遍易感，缺乏有效的预防和治疗措施，接种安全有效的针对性疫苗成为防控该病最经济有效的手段。手足口病疫苗是由中国医学科学院医学生物学研究所自主研发的全球首个肠道病毒71型灭活疫苗，预防由肠道病毒71型引起的重症手足口病。需要说明

关键词：手足口病 疫苗 群体免疫

的是，所有预防接种都是为了保护大多数群体，做到群体免疫，所有的预防均不可能达到 100%；预防接种产生的抗体会随时间延长逐渐减少或消失，很难做到永久免疫。

婴幼儿接种的手足口病疫苗只是针对肠道病毒 71 型可能导致的重症手足口病，不能预防其他多种肠道病毒导致的手足口病，因此，孩子在接种疫苗后可能还会得柯萨奇病毒或埃可病毒导致的手足口病，所以即使接种了疫苗也要注意在流行季节少去人多密集的封闭场所，注意饮食卫生和手卫生。

一旦感染上手足口病，轻症可在家护理，对症即可，多喝水；如孩子精神差，出现嗜睡、谵妄甚至昏迷，或有头痛、呕吐、抽搐、呼吸困难、口周发绀等表现，可能为重症，需及时送医。

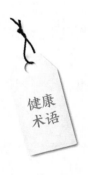

健康术语

**疫苗：**指用各类病原微生物制作的用于预防接种的生物制品，是预防和控制传染病最经济、有效的公共卫生干预措施，对于家庭来说也是减少成员疾病发生、减少医疗费用的有效手段。

**群体免疫：**是生物学中一个重要的概念。它是指当一个群体中的大部分个体通过疫苗接种等方式获得免疫力后，整个群体对传染病产生的一种抵抗力。

（李　娜　杜　悦）

# 2. 孩子起**水痘**该如何应对

水痘是具有高度传染性的出疹性疾病，感染后获得持久免疫力。该病具有自限性，轻症以隔离和对症处理为主，一般无须住院处理。

关键词

水痘　水痘 - 带状疱疹病毒

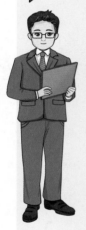

水痘由水痘 - 带状疱疹病毒引起，水痘患者即传染源，经呼吸道飞沫或接触传播。典型水痘发热后24~48 小时出疹，也可无发热，仅有不适或食欲缺乏，皮疹分批出现，自头面躯干向四肢扩散，由开始的红色斑丘疹很快转变为透明的水疱，痒感明显，易破溃，2~3 天结痂。红色的斑疹、丘疹、疱疹、结痂常同时可见，10 天左右痊愈，如未感染一般不留瘢痕。

如孩子未患过水痘，在 2 周内与水痘患者接触过，如出现发热及出疹应及时就医，可就诊于儿科、感染科、皮肤科。经医生确诊并评估为水痘轻症者可在家照护。

首先，水痘因人群普遍易感，需注意隔离。水痘患儿不要去公共场所，包括幼儿园和学校，避免接触免疫力低下的老人或家中其他孩子，照护者应注意佩戴口罩，护理或接触患儿周围环境后要做好手卫生，需隔离至患儿皮疹全部结痂。

（1）患儿发热如超过 38.2℃或有头痛不适，可口服布洛芬或对乙酰氨基酚缓解症状，出汗需及时擦干，

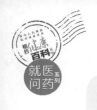

可用温水清洗皮肤，注意动作轻柔，洗后用柔软的布蘸干。

（2）给患儿穿柔软的衣物，保持床铺整洁，可应用炉甘石洗剂止痒，痒感强烈也可口服氯雷他定或者西替利嗪，剪短指甲，可给患儿戴手套避免抓伤增加继发感染机会。

（3）如水疱破溃，可使用聚维酮碘（碘伏）消毒或1：5 000 呋喃西林湿敷，涂抹抗生素软膏，如红霉素软膏、夫西地酸乳膏、莫匹罗星乳膏等避免感染。

（4）家中注意通风换气，保持环境清洁。

（5）多喝水，进食高蛋白易消化饮食增加营养帮助身体恢复，如口腔黏膜出水痘，破溃后疼痛明显，可进食温凉的流食或半流食，不可进食刺激性食物。

（6）患儿的餐具、寝具、衣物等使用前后均要注意消毒处理。

（7）水痘减毒活疫苗可有效降低感染概率及重症概率，应按时接种。

如出现有以下情况，推荐患儿住院治疗：①新生儿及本身存在恶性疾病或应用免疫抑制剂的患儿；②高热达 39~41℃，持续不退，精神状态差的患儿；③患儿出现呼吸困难、咳嗽、抽搐、恶心呕吐等症状；④患儿皮疹过多融合成大疱或呈出血性；⑤患儿皮疹破溃合并感染者；⑥原有基础疾病加重的患儿。

（李　娜　杜　悦）

# 3. 孩子患**猩红热**该如何应对

猩红热是乙型 A 族溶血性链球菌引起的急性呼吸道传染病，首选治疗药物为青霉素，2019 年以后发病率逐年下降，近年重症少见，但据报道近年流行的菌株发生变异，出现对大环内酯类药物和克林霉素耐药。确诊猩红热，部分患儿需要住院治疗。

关键词

**专家说**

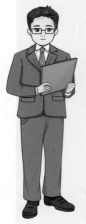

乙型 A 族溶血性链球菌，又称化脓性链球菌，患儿以发热、脓毒性咽峡炎、弥漫性鲜红色皮疹和疹后脱屑为主要特征，少数患儿病后可出现心、肾、关节损害，因此猩红热患儿需要做心脏彩超，一个月内监测尿常规 2~3 次，并注意关节症状。猩红热人群普遍易感，全年均可发病，儿童多见，感染后对不同型的链球菌无交叉免疫，可以再次感染。

猩红热患儿大多数为普通型，发热可能数天，有畏寒，体温可达 39℃，伴头痛、全身不适等症状，有咽痛、脓毒性咽峡炎、颌下淋巴结肿大，发热 24 小时内出现皮疹，始于耳后、颈部和上胸部，快速蔓延至全身，皮肤皱褶处或皮疹密集处皮疹可连接成"线状疹（巴氏线）"，初期舌覆白苔，上可见红色的乳头，称"草莓舌"，2~3 天后白苔脱落，仍可见红色的乳头，称"杨梅舌"，皮疹 48 小时达高峰，后按出疹顺序消退，疹退后皮肤脱屑，呈片状或糠屑样，手、足、指（趾）处可呈套状。可并发化脓性中耳炎、鼻窦炎、乳

猩红热 乙型A族溶血性链球菌

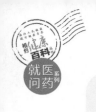

突炎及淋巴结炎，重症也可出现败血症表现、毒血症表现、中毒性心肌炎、感染性休克等，但目前已少见。

　　患儿在确诊猩红热后，至少需隔离 7 天，同时接触者也要严密观察 7 天，对所有可疑猩红热、咽峡炎患者及带菌者，都应隔离治疗。疾病流行期间，父母应注意不带患儿到公共场所活动，注意手卫生、戴口罩，不接触疑似感染者，每天通风换气，保持室内空气新鲜。患病期间患儿应注意卧床休息，发热时首选物理降温，可头部冷敷，或口服布洛芬、对乙酰氨基酚退热，同时注意补充水分；给患儿用温水清洗皮肤，瘙痒者可用炉甘石洗剂外涂，避免搔抓，恢复期需等待皮屑自行脱落，也可将剪刀消毒后减掉脱皮，不要撕扯，防止出血和感染；患儿宜进食温凉的营养丰富的流食或半流食，如牛奶、鸡蛋羹等含优质蛋白易消化的食物；患儿的餐具、寝具、衣物等使用前后均要注意消毒处理，鼻咽分泌物用纸需烧毁。

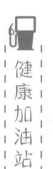
健康加油站

### 婴幼儿常见的出疹性疾病及特点

| 疾病 | 好发年龄 | 发热 | 皮疹出现时间 | 部位 | 皮疹特点 | 其他 |
|---|---|---|---|---|---|---|
| 幼儿急疹 | 6 月龄~3 岁 | 高热，3~5 天 | 退热后24 小时内 | 全身，胳膊和颈部多 | 玫瑰色、红色斑丘疹 | 可能眼睑水肿 |
| 麻疹 | 8 月龄~7 岁 | 低热或不适 | 发热 3~4 天后 | 从耳后发迹蔓延至面部四肢、全身 | 红色斑丘疹，疹间皮肤正常 | 麻疹黏膜斑，可能并发肺炎 |

| 疾病 | 好发年龄 | 发热 | 皮疹出现时间 | 部位 | 皮疹特点 | 其他 |
|---|---|---|---|---|---|---|
| 猩红热 | 1~10岁 | 高热 | 发热24小时内 | 从耳部、颈部、上胸部蔓延至全身 | 鲜红色密集丘疹，口鼻周围发白 | 皮疹消退后有脱屑 |
| 水痘 | 婴幼儿和学龄前儿童 | 发热或仅有不适 | 发热后24~48小时 | 向心性分布，手脚处少 | 红色斑疹、丘疹、疱疹、结痂可同时存在 | 伴瘙痒 |
| 风疹 | 1~5岁 | 低热 | 低热当天 | 从面部，一日内蔓延至颈部、躯干、四肢 | 浅红色，分布均匀 | 2~3天消退 |
| 手足口病 | 5岁以下 | 发热，一般<38.5℃ | 发热1~2天后 | 口腔内、手部、足部、大腿和臀部 | 小斑点转变成小水疱 | 皮肤上皮疹不疼，口腔里疼 |

（李　娜　杜　悦）

# 4. 孩子患**流行性感冒** 该如何应对

流行性感冒（简称流感）不同于普通感冒，特指由流行性感冒病毒引起的急性呼吸道感染，流行性感冒病毒普遍易感，传染性强，每年冬春季可能在学校、幼儿园等场所大面积传播，发热、乏力等全身

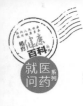

症状可比普通感冒略重，为自限性疾病，一般无须过于担心。

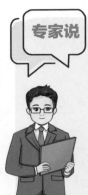

关键词

急性呼吸道感染 流行性感冒病毒

**专家说**

流行性感冒病毒，根据核蛋白和基质蛋白不同，可分为甲、乙、丙、丁4型，其中甲型流感病毒和乙型流感病毒每年季节性流行，甲型流感病毒可引起全球大流行。症状有发热，体温可达39~40℃，伴全身肌肉酸痛、乏力等症状，有鼻塞、流涕、咽痛、干咳等，也可能出现恶心、呕吐、腹泻等消化道症状，新生儿可表现为嗜睡、拒奶、呼吸暂停，多在发病3~5天后逐渐好转，咳嗽可能延续时间较长。

应对流行性感冒应以预防为主，积极参加每年秋季国家组织的流感疫苗接种，流行性感冒流行期间，尽量少带孩子去公共场所，外出时戴口罩。

流行性感冒是病毒感染，抗生素无效。推荐早期可口服药物减少并发症，可选药物包括奥司他韦（胶囊/颗粒）、小儿豉翘清热颗粒、儿童抗感颗粒等。

感染后，患儿应居家隔离，避免接触家中免疫力低下的老人及其他孩子，保证充分休息，多饮水，进食营养丰富的易消化饮食。

患儿发热超过38.5℃或精神状态不佳时，可口服布洛芬或对乙酰氨基酚退热，不可使用阿司匹林及其他水杨酸制剂。

孩子如出现以下情况请及时到医院就诊：①新生儿或有其他慢性疾病、应用免疫抑制剂的孩子；②原有基础疾病加重的孩子；③持续高热 3 天以上，咳嗽剧烈，咳脓痰、血痰的孩子；④呼吸困难，口唇发绀的孩子；⑤严重呕吐、腹泻出现脱水的孩子；⑥嗜睡等神志改变或出现惊厥的孩子；⑦出现下肢肌肉疼痛、无力的孩子；⑧出现声音嘶哑、犬吠样咳嗽的孩子；⑨耳朵闷胀，深处疼痛，逐渐加重，听觉下降，可表现为对父母的呼唤不理睬的孩子。

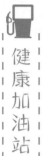
健康加油站

## 流 感 疫 苗

接种流感疫苗可有效降低流行性感冒的发病率及感染后的重症概率，根据《中国流感疫苗预防接种技术指南（2023—2024）》建议，所有 ≥ 6 月龄且无接种禁忌者均需接种流感疫苗。

我国批准上市的流感疫苗有三价灭活流感疫苗、四价灭活流感疫苗和鼻喷式三价减毒活疫苗，三价指的是两种甲型流感病毒株和一种乙型流感病毒株，四价在三价疫苗基础上多一个乙型流感病毒株。

接种疫苗后一般需 2~4 周才能产生充足的抗体为人体提供保护，所以建议在每年流感季来临之前的 1~2 个月接种。首选上臂肌内注射接种，1 岁内婴儿可在大腿外侧肌内注射。

流感疫苗常见的不良反应包括局部反应，如接种部位红晕、肿胀、硬结、疼痛等和全身反应，如发热、

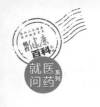

头痛、头晕、嗜睡、乏力、肌痛等。一般是轻微的，多在 1~2 天内自行消退。

对疫苗中成分（包括辅料、裂解剂及抗生素等，具体成分需查看药品说明书）过敏者或既往接种流感疫苗有严重过敏史者，禁止接种。患有急性疾病、严重慢性疾病或慢性疾病急性发作期以及发热儿童，需痊愈后或病情稳定后接种。

以下人群禁止接种减毒疫苗：①因使用药物、疾病等原因免疫功能低下者；②长期使用含有水杨酸成分药物治疗者；③ 2~4 岁哮喘儿童；④有吉兰 - 巴雷综合征病史者；⑤接种前 48 小时使用过奥司他韦、扎那米韦等抗病毒药物者。

（李　娜　杜　悦）

# 5. 为什么孩子总会出现
# 肠痉挛

儿童肠痉挛多发于 3 月龄以内的婴儿，是小儿急性腹痛中最常见的情况。肠痉挛的典型症状是突然发作的阵发性腹痛，疼痛部位多在脐周，也可能出现在左下腹或右下腹。腹痛的性质为阵发性绞痛，可能伴有腹胀、恶心、呕吐等症状。如果患儿症状严重或持续时间较长，应及时就医，排除其他疾病的可能。

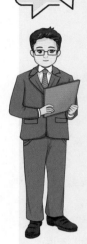

在新生儿期和婴儿期，肠痉挛的发病率较高，为20%~40%。其中，3月龄以内的婴儿更为常见，发病率可达50%以上。随着年龄的增长，肠痉挛的发病率逐渐降低，到2岁时，发病率可降至5%以下。

婴幼儿发生肠痉挛的病因尚未完全明确，可能与以下因素有关。

**1. 胃肠道发育不成熟**　婴幼儿的胃肠道发育不成熟，肠道内的神经系统也不完善，容易受到外界因素的影响，导致肠道蠕动不规律，从而引起肠痉挛。

**2. 饮食不当**　婴幼儿的饮食不当也可能导致肠痉挛，例如，孩子吃得过多、吃得过快、吃得过凉或过热，都可能导致胃肠道不适，引起肠痉挛。

**3. 过度哭泣**　婴幼儿过度哭泣也可能导致肠痉挛。哭泣时，孩子会吸入大量空气，导致胃肠道胀气，从而引起肠痉挛。

**4. 腹部受凉**　婴幼儿的腹部受凉也可能导致肠痉挛。腹部受凉会导致胃肠道痉挛，从而引起疼痛。

**5. 心理因素**　婴幼儿在紧张、焦虑等情绪下，也可能导致肠痉挛。

**6. 其他疾病**　婴幼儿患有其他疾病，如感冒、肺炎等，也可能导致肠痉挛。

肠痉挛　腹痛

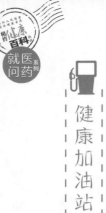

1. 孩子经常出现肠痉挛，家长可以尝试以下方法进行缓解

（1）轻轻按摩孩子的腹部，帮助缓解疼痛。

（2）让孩子俯卧在家长的膝盖上，轻轻按摩孩子的背部，帮助排出胃肠道内的气体。

（3）给孩子喝一些温水，缓解胃肠道的不适。

（4）保持孩子的腹部温暖，可以用热水袋或暖贴热敷腹部。

（5）如果孩子的肠痉挛症状严重，应及时就医，寻求医生的帮助。

2. 预防肠痉挛的方法

（1）喂养方式：尽量采用母乳喂养，避免孩子吃奶时过急、过快，避免孩子过度饥饿或吃得过饱。

（2）注意腹部保暖：要注意孩子腹部的保暖，尤其是在天气寒冷的时候，可以给孩子穿肚兜或使用热水袋等保暖工具。

（3）避免过度哭泣：孩子过度哭泣会导致腹部胀气，增加肠痉挛的发生概率。家长要及时安抚孩子，避免孩子过度哭泣。

（4）按摩腹部：家长可以轻轻按摩孩子的腹部，帮助孩子排出胃肠道内的气体，缓解肠痉挛。

（5）保持正确的抱姿：抱孩子时要注意姿势，避免孩子的腹部受到挤压。

（6）注意饮食卫生：孩子的饮食要注意卫生，避免食用不洁或过期的食物。

（7）定期体检：定期带孩子进行体检，及时发现和处理孩子的健康问题。

（李稚灵　杨　敏）

# 6. 为什么在治疗 轮状病毒性肠炎时 要预防孩子脱水

轮状病毒肠炎是婴儿腹泻最常见的病原。经粪 - 口传播，也可通过气溶胶形式经呼吸道传播而致病。潜伏期 1~3 天，多发生在 6~24 月龄的婴幼儿。起病急，常伴有发热和上呼吸道感染症状，多数无明显感染中毒症状。发病 1~2 天常发生呕吐，随后出现腹泻。大便次数及水分多，为黄色水样便或蛋花样便，带少量黏液，无腥臭味。常并发脱水、酸中毒及电解质紊乱。

轮状病毒肠炎 腹泻 脱水

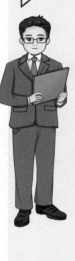

**专家说**

轮状病毒具有较明显的季节特征，秋季是高峰，大约 10 至 12 月。

本病为自限性疾病。轮状病毒潜伏期为 1~3 天，轮状病毒胃肠炎病程一般为 3~8 天。典型的临床症状为急性起病，恶心、呕吐常为首发症状，可伴有发热，多为中低热，少数患儿体温超过 39℃，随后出现腹泻，为水样便或蛋花样便，大便无黏液和腥臭味，每天数次至数十次不等，呕吐和发热可持续 1~3 天。若继发双糖酶缺乏（主要是乳糖酶），腹泻时间可延长。免疫功能低下患儿感染后可发生慢性腹泻，严重者可发展为全身感染。粪便显微镜检查偶有少数白细胞，感染后 1~3 天即有大量病毒自大便中排出，最长可达 6 天。

对于大部分患儿，腹泻症状会自行缓解，自然病程为 3~8 天。但如果呕吐量多、大便水分较多、大便次数多或病程持续时间长，未及时治疗就可能引起脱水，进而引起酸中毒、电解质紊乱，严重者危及生命，所以预防脱水特别重要。

**1. 怎么判断有没有脱水** 如果出现尿量减少、哭泣时没有眼泪、口舌干燥、眼窝凹陷、囟门下陷、皮肤张力降低、精神萎靡、嗜睡、软弱无力等表现，就是已经出现脱水，需要及时就医，进行补液治疗。

**2. 什么情况需要就医** 如果患儿在治疗 3 天内症状没有好转或出现以下任一症状，也应当立即就医：①腹泻次数和量增加；②频繁呕吐；③明显口渴；④不能正常饮食；⑤高热（<3 月龄体温在 38℃以上，>3 月龄体温在 39℃以上）；⑥大便带血。

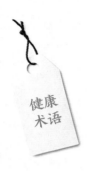

健康术语

**轮状病毒肠炎：**轮状病毒是一种在电子显微镜下观察，呈二十面对称球形颗粒，外形像车轮一样的病毒。轮状病毒肠炎是由轮状病毒感染引起的，是一种最常见的病毒性胃肠炎。本病主要通过消化道途径传播，婴幼儿最容易发病，该疾病具有发生发展到一定程度后，能自动停止并逐渐恢复痊愈的特性，医学称为自限性疾病，病程通常在1周左右。

健康加油站

### 1. 婴幼儿患轮状病毒肠炎时家长该如何照护

（1）给予足够液体以防脱水，轻中度脱水可通过口服补液盐纠正。

（2）补锌治疗，锌可以促进肠道黏膜修复，缩短腹泻的病程。>6月龄婴幼儿每日补锌20mg，<6月龄婴幼儿每日补锌10mg，口服10~14天。

（3）补充益生菌，调节肠道菌群，对于有水样便的患儿，推荐布拉式酵母菌、鼠李糖乳杆菌、双歧杆菌联合乳杆菌等。

（4）合理饮食：肠炎期间肠道功能下降，尽量食用易消化的食物。母乳喂养婴儿应该继续喂养，可以增加喂养次数。不建议停母乳改用腹泻奶粉。配方奶粉喂养的患儿在补充足够水分以满足能量和营养的前提下，可以选择无乳糖或低乳糖配方奶粉继续喂养，喂养至腹泻缓解后1~2周。

（5）病情未好转及出现相应症状须及时就医。

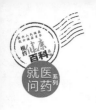

**2. 如何预防轮状病毒**

（1）母乳喂养。

（2）做到科学护理，孩子所有进嘴的玩具、食具都要彻底消毒。

（3）注意个人卫生，包括护理人员和孩子。护理人员要做到配奶前、饭前、便后要洗手，外出归来将外衣脱去、洗干净手后再接触孩子。

（4）不要带孩子去公共场合，减少感染机会。

（5）确保孩子按时接种轮状病毒疫苗。

（任 媛 杨 敏）

# 7. 孩子患**胃肠炎**不吃东西、不排尿该如何应对

急性胃肠炎是一种十分常见的急性胃肠道疾病，发病急而恢复也较快，常表现为恶心、呕吐、腹痛、腹泻等。婴幼儿胃肠道功能比较差，对外界感染的抵抗力低，稍有不适就容易发病。

孩子患急性胃肠炎后，应当如何调整饮食呢？

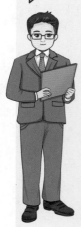

婴幼儿胃肠道系统发育不如成人完善，容易出现胃肠道系统疾病，感染性因素和非感染性因素，均可以导致急性胃肠炎。

**1. 感染性因素** 感染是儿童患急性胃肠炎的主要致病原因，细菌和病毒感染最常见。细菌感染如致病性大肠埃希菌是主要的致病菌；病毒感染中常见的如轮状病毒、诺如病毒。另外，肠道外感染亦可产生腹泻症状，如患急性上呼吸道感染、肺炎等胃肠道以外的疾病，也可以伴有胃肠道症状，主要原因是由于毒素吸收而使胃肠道黏膜受损、消化酶分泌减少、菌群失调、药物刺激等，诱发胃肠炎症状。

**2. 非感染因素** 饮食不合理以及气候变化等原因均会造成急性胃肠炎。比如进食生冷刺激性食物，婴幼儿吃得过多、过少或过早、过多地添加辅食以及突然改变食物等情况，可以导致急性胃肠炎的发生。气候突然变化，腹部受凉，使肠蠕动增加，天气过热会使消化液分泌减少，也会诱发消化功能紊乱导致腹泻。

如果孩子频繁呕吐，喝水或不喝水都会呕吐，应暂时让孩子禁食、禁水 2 小时，让其胃肠道得到休息，这时勉强喂水会加重呕吐。如果孩子口渴，可以用少许水润唇。2 小时后尝试喂温水，最好是冲配好的口服补液盐水，一次 10~15mL，间隔 15~20 分钟再喂

关键词

胃肠炎　消化功能　补液

一次。2 次喂水后没有呕吐，可以给孩子进食米粥，按照正常食量的 1/5~1/3，不吐再逐渐加量，从易消化饮食过渡到正常饮食。这期间仍可以根据呕吐、腹泻和尿量情况继续补充口服补液盐水。

注意：不能长时间禁食禁水，如果重新喂水仍有呕吐，或者禁食禁水后仍有频繁呕吐，需要及时医院就诊。

对于母乳喂养的孩子，也可以通过增加哺乳次数，少量多次哺乳，增加孩子液体摄入量；对于奶粉喂养的孩子，可以尝试低乳糖或无乳糖配方。可以给孩子吃苹果，尤其是蒸熟的苹果，有帮助止泻的作用，但不要给孩子吃西梅、李子、梨、火龙果等水果，会导致腹泻加重。蔬菜在腹泻时建议适当减量，尤其是粗纤维的蔬菜，避免膳食纤维摄入过多，导致腹泻加重。不建议饮用运动饮料、功能饮料，或者没有稀释的柠檬水、果汁等代替口服补液盐，也不建议用家庭自制的糖盐水和米汤代替，因为电解质成分比例配制不合适都可能会引起严重问题。

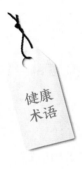

**腹泻病：** 是一组由多病原、多因素引起的以排便次数增多和大便性状改变为特点的消化道综合征，是我国婴幼儿最常见的疾病之一。6 月龄~2 岁婴幼儿的发病率很高，其中 1 岁以内婴幼儿约占半数，是造成儿童营养不良、生长发育障碍的主要原因之一。

### 1. 如何判断胃肠炎严重程度

（1）轻型的急性胃肠炎，患儿一般状况良好，喝水不吐，每天排便在 10 次以下，为黄色或黄绿色，有时大便呈蛋花汤样，腹痛不是持续性的，呕吐或排便后可缓解，没有明显的尿量减少。这个阶段身体是可以代偿的，很少出现酸碱失衡和电解质紊乱、低血糖等并发症。

（2）较重的胃肠炎表现为一天排便次数超过 10 次，大便为稀水样、糊状、细菌性带有黏液、脓或血液。全身出现脱水现象，尿量明显减少（1 岁内的婴儿一天更换纸尿裤少于 4 个，年长儿 6~8 小时没有排尿，或者尿量很少、颜色深），口唇皮肤干燥，有些患儿会伴有发热、精神状态不佳，患儿可以出现前囟凹陷，哭时眼泪减少。这个阶段往往会伴有轻到中度的酸碱失衡和电解质紊乱，进食差也会导致低血糖的发生。

（3）最严重的情况是患儿频繁呕吐，消化道黏膜损伤，出现消化道出血；更危险的是出现重度脱水的现象，患儿意识反应差、烦躁不安、昏睡、皮肤干燥、眼窝前囟明显凹陷及无尿，甚至出现休克的情况。这个阶段脱水、酸碱失衡和电解质紊乱非常严重，如不及时治疗甚至会危及生命。

### 2. 如何预防急性胃肠炎

做好个人卫生，勤洗手、勤换洗衣物。居所勤通风，做好环境卫生。如果周围有急性胃肠炎症状的患者，不要和患者亲密接触，

比如拥抱，分享玩具、餐具等。食物要经过充分的清洗，煮熟后再给孩子吃；生食熟食分开处理，尽量不吃剩饭剩菜。有条件的话，接种轮状病毒疫苗，可以帮助预防轮状病毒引起的急性胃肠炎。

（任　嫒　杨　敏）

# 8. 孩子**喉咙发炎**
## 需要马上就医吗

喉咙是咽部和喉部的总称，也称嗓子。喉咙发炎是儿童常见的呼吸道疾病，包括扁桃体炎、咽眼结合膜热、疱疹性咽峡炎及急性感染性喉炎等。通常是由病毒或细菌感染引起，其中病毒感染最常见，如流行性感冒病毒、副流感病毒、呼吸道合胞病毒、腺病毒、鼻病毒及肠道病毒等。

喉咙发炎时可能会有喉咙疼痛、喉咙不适感，同时可以出现咳嗽、发热、声音嘶哑等，并且可见到咽部红肿，有时还可见咽部有分泌物、疱疹。是不是一旦出现喉咙发炎的症状就要马上就医呢？如果孩子只是有些发热、咽痛、咳嗽及流涕等类似感冒的症状，且精神状态正常，呼吸平稳，可以先居家观察。因为

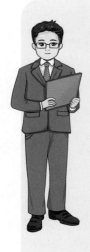

喉咙发炎大多为病毒感染引起，在用药方面，一般采取对症治疗，比如口服一些清热利咽、化痰止咳的药物以及退热治疗等。除此之外需要让孩子充分休息，足量饮水，帮助身体抵抗感染。生活中饮食也要注重以清淡易消化为主。咽痛明显的孩子，应以流质食物为主（如牛奶、米汤、面汤及粥等），少吃冷饮、辛辣、酸性食物，避免加重症状。如果孩子突发高热、颈部淋巴结肿大、头痛、严重吞咽困难等提示细菌感染可能性大，建议及时就诊，需要遵医嘱使用抗生素治疗。

若孩子出现以下情况，需要立即就医。

（1）持续高热，体温 >39℃，常规退热效果不佳。

（2）发热（体温≥ 38℃）持续 3 日以上。

（3）出现精神萎靡、呕吐、易惊、肢体抖动、无力、站立或坐立不稳等神经系统表现。

（4）呼吸增快、减慢或节律不整。

（5）呼吸困难：①每次只能说一两个词或不能说完整句子，或婴儿哭闹困难；②需要始终端坐呼吸，或无法躺下，否则呼吸更加困难；③出现三凹征（吸气时肋骨之间、胸廓下方或锁骨上方的皮肤内陷）；④呼吸时鼻翼扇动。

（6）喂养困难，拒奶。

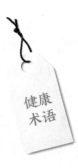

健康术语

**喉咙发炎：** 是指咽部和喉部发炎，是儿童常见的呼吸道疾病，包括有扁桃体炎、咽眼结合膜热、疱疹性咽峡炎、急性喉炎等。通常是由病毒、细菌感染等感染引起。

**端坐呼吸：** 是一种被迫采取坐位或半卧位缓解呼吸困难的现象，表现为卧位时呼吸困难、咳嗽、气喘加剧，坐起后可缓解，主要见于呼吸系统或循环系统疾病。

**三凹征：** 指吸气时胸骨上窝、锁骨上窝、肋间隙出现明显凹陷，是由于上部气道部分梗阻所致吸气性呼吸困难。

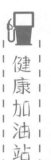

健康加油站

## 导致孩子喉咙发炎的常见疾病

**1. 扁桃体炎** 是由于病毒、细菌等病原体侵入扁桃体而引起的。可表现为发热、咳嗽、咽痛，严重时高热不退，患者吞咽困难，检查可见扁桃体充血、肿大、化脓。对于流行性感冒病毒感染引起者，可以选用抗流感药物治疗；对于副流感病毒、腺病毒、鼻病毒、呼吸道合胞病毒、肠道病毒等，无特效抗病毒药，采用对症治疗。对于细菌（如 A 族溶血性链球菌、葡萄球菌、肺炎链球菌等）感染引起的扁桃体炎，需要应用抗生素治疗。

**2. 咽眼结合膜热** 由腺病毒感染所致，好发于春夏，可流行，以发热、咽炎、结膜炎为特征，可表现为高热、咽痛、眼刺痛、咽充血伴眼痒，一侧或两侧滤泡性眼结合膜炎，颈、耳后淋巴结肿大，有时有胃肠症状，病程 1~2 周。

**3. 疱疹性咽峡炎**　由柯萨奇 A 组病毒感染所致，多发于春夏季，经粪 - 口传播、呼吸道飞沫传播、接触患儿口鼻分泌物以及被污染的手和物品而感染。本病常见于 6 岁以下学龄前儿童，潜伏期为 3~5 天，临床表现为发热、咽痛、口痛，在不能用语言表达的婴幼儿中，常见厌食、流涎、呕吐和易激惹。少数可并发高热惊厥、脑炎等。可以看到咽部充血，腭咽弓、悬雍垂、软腭有 2~4mm 疱疹，周围有红晕，疱疹破溃后形成小溃疡。部分手足口病患儿发病早期可以表现为疱疹性咽峡炎，随后出现掌心、足底、臀部及膝部红色皮疹或疱疹。疱疹性咽峡炎治疗以对症治疗为主，病程大约一周，大多数患儿预后良好。

**4. 急性感染性喉炎**　是喉黏膜急性弥漫性炎症，大多由呼吸道病毒感染引起，任何季节都可发病。以犬吠样咳嗽、声嘶、喉鸣、吸气性呼吸困难为临床特征，夜间症状较重，可伴有发热。婴幼儿尤为多见。由于婴幼儿喉腔小，喉内黏膜松弛，肿胀时易导致声门阻塞，而且咳嗽反射差，气管及喉部分泌物不易排出，因此容易引起严重喉梗阻。如不采取及时、有效治疗，病情可进行性加重，甚至危及生命。

（张　奕　曹　玲）

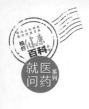

# 9. 为什么说孩子患**肺炎**
## 不是咳嗽咳出来的

肺炎是由不同病原体或气体因素所导致的肺部炎症，以发热、咳嗽、气促、呼吸困难及肺部固定湿啰音为共同临床表现。

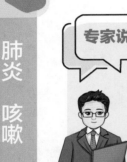

**专家说**

肺炎是严重危害儿童健康的一类疾病，目前是儿童死亡的主要原因。很多家长先听到孩子咳嗽，再去医院检查发现孩子患上肺炎，就误认为孩子患肺炎是咳嗽所引起的。其实，肺部炎症可导致气道黏膜炎症水肿，可引起分泌物的渗出，因而刺激气道出现咳嗽症状。因此咳嗽是肺部出现炎症之后机体出现的反射性防御动作，有助于清除呼吸道分泌物，而非由咳嗽导致了肺部炎症。能引起孩子咳嗽的病因很多，主要包括以下几种。

**1．呼吸道感染**　呼吸道感染是导致咳嗽的最常见原因，包括急性上呼吸道感染以及急性支气管炎、肺炎。孩子常常同时伴随有发热、鼻塞、流涕等其他症状，血常规及炎症指标的检测可帮助医生判断病原体以给予相应的治疗，必要时可完善胸部影像学检查明确有无肺部感染。

**2. 咳嗽变异性哮喘**　该疾病是一种气道过敏性炎症，多见于过敏体质的孩子。典型临床表现为咳嗽时间长，多为早晚咳嗽、运动后或接触冷空气、油烟等刺激性气体后出现咳嗽，没有发热等感染表现，抗生素治疗无效。临床常常通过完善变应原检测及肺功能协助诊断。

**3. 上气道咳嗽综合征**　是引起儿童尤其是学龄前与学龄期儿童慢性咳嗽的第二位主要病因。各种鼻炎、鼻窦炎、慢性咽炎、腭扁桃体和／或增殖体肥大、鼻息肉等上气道疾病均可能引起慢性咳嗽。咳嗽以晨起或体位变化时为甚，伴有鼻塞、流涕、咽干并有异物感和反复清咽等症状。通过治疗鼻部疾病可达到缓解咳嗽症状的目的。

**4. 支气管异物**　对于 3 岁以内的孩子反复出现咳嗽，尤其是伴有喘息及发热等表现的孩子应注意此类病因。可向家长询问有无异物吸入史，但部分家长不能提供相关病史，临床高度可疑时仍需进一步完善检查。异物呛入气道后孩子可出现咳嗽迁延，伴有喘息，继发感染后可出现发热、肺部感染病灶。可完善肺部 CT 及气道三维重建辅助诊断，通过支气管镜将异物取出。

（郑宝英　曹　玲）

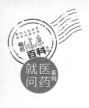

# 10. 孩子患**哮喘**后需要终身服药吗

关键词

喘息 哮喘 规律治疗

目前，哮喘发病率逐年上升，此病多数在婴幼儿时期发病，家族性发病多见，可以由接触螨虫、灰尘、霉菌及花粉等变应原，或者感染、运动、情绪波动等诱发，引起患儿气道周围肌肉收缩、气道壁黏膜肿胀，管腔内分泌物增多，出现咳嗽、喘息、胸闷及呼吸困难等表现。

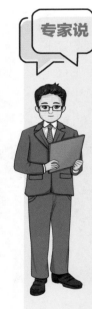

**专家说**

婴幼儿经常咳嗽、喘息、胸闷，需要注意是不是哮喘。典型的哮喘症状是喘息，有的哮喘类型仅仅表现为长期咳嗽。哮喘可在数分钟内发作，经数小时至数天，用支气管舒张剂缓解或自行缓解。婴幼儿哮喘发作的诱因多数是呼吸道感染、变应原刺激、冷热空气交替、情绪波动、运动等，在换季、夜间及凌晨发作和加重常是哮喘的特征之一。通过全面收集病史、查体，以及一些检查（例如变应原、肺功能等），再结合用药效果，综合分析，排除其他相关疾病，做出诊断。及时祛除刺激因素，部分哮喘病人症状可以消失；给予支气管舒张剂等治疗可缓解症状。

很多家长会问，孩子患哮喘后需要终身服药吗？哮喘是呼吸系统的慢性疾病，需要在儿童呼吸内科专科医生指导下长期规律治疗以达到完全控制的目的。

哮喘疾病的控制，是规律治疗、生活护理、儿童机体的继续发育成熟多方位完成的，只有少部分病人会发展至成人哮喘；哮喘的治疗分为急性发作期和慢性持续期治疗，急性发作期需要解痉剂和抗免疫炎症药物；慢性持续期则是坚持抗免疫炎症药物的长期治疗，足疗程，减量慢停。

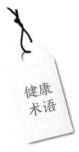

**支气管哮喘：** 是最常见的气道慢性疾病，这种慢性进程常出现广泛而多变的可逆性呼气气流受限，导致反复发作的喘息、气促、胸闷和／或咳嗽等症状，多在夜间和／或清晨及运动后发作、加剧，多数患者可自行缓解或经治疗缓解。

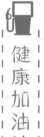

当孩子出现反复喘息、咳嗽，除了哮喘，还要注意排除其他相关疾病。

（1）气道异物：对于常规治疗效果不好的喘息，一定要排除气道异物的可能，尤其是 1~5 岁的儿童，在进食时如果嬉笑、哭闹、跑跳，很容易引起呛咳误吸，口中的食物进入气道，严重者直接导致窒息；异物小者进入支气管，刺激管壁，引起咳喘，滞留时间越长，感染、肉芽增生可能越大。因此，对于疑似气道异物的孩子需及时就医，医生通过听诊（肺部呼吸音不对称）、检查肺部 X 线或者肺部 CT、气道重建，明确有无异物征象，必要时纤维支气管镜探查。如果诊断气道异物，则需纤维支气管镜取出。

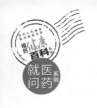

（2）支气管内膜结核：结核菌侵犯支气管黏膜引起局部干酪样坏死，出现咳嗽、喘息、咯血等症状，如果孩子有结核接触史，出现低热、盗汗、消瘦、乏力，要高度警惕结核。需就医，完善肺部 X 线或肺增强 CT，行结核菌素试验、结核感染 γ 干扰素检测等协助诊断。

（3）先天畸形：发病早，反复咳喘，药物治疗效果不明显，需排查呼吸系统狭窄、气道分支异常、先天性心脏病、血管畸形压迫气管、食管 - 气管瘘等先天发育异常。

（4）胃食管反流：对于常规治疗效果不好的患儿，如果咳嗽喘息主要出现在进食后、夜间，患儿常常伴有呃逆、吞咽动作，有消化系统基础疾病、年长患儿常伴有反酸、胸骨后灼痛，需要完善食管 24 小时 pH 监测，排查胃食管反流。

（康小会　曹　玲）

# 11. 孩子反复出现**呼吸道感染**该如何应对

反复呼吸道感染是儿童常见的临床现象，而不是疾病的名称。是指在 1 年内呼吸道感染发生频繁，超过了一定范围。学龄前和婴幼儿是儿童反复呼吸道感染的高发期，反复呼吸道感染不仅影响孩子的健康和生活质量，而且为家庭、社会带来较大的经济与医疗负担。

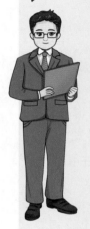

对于反复呼吸道感染的定义，在不同国家有所不同，但方法一致，即根据上呼吸道和下呼吸道感染发生的次数，上呼吸道感染指鼻炎、鼻窦炎、咽炎、扁桃体炎、喉炎等，下呼吸道感染指气管炎、支气管炎、肺炎。我国的定义标准如下表。

反复呼吸道感染定义标准

单位：次／年

| 年龄／岁 | 上呼吸道感染 | 下呼吸道感染 | |
| --- | --- | --- | --- |
| | | 气管 - 支气管炎 | 肺炎 |
| 0.5~2 | ≥ 7 | ≥ 3 | ≥ 2 |
| 2~5 | ≥ 6 | ≥ 2 | ≥ 2 |
| 5~14 | ≥ 5 | ≥ 2 | ≥ 2 |

需要注意：①反复指两次呼吸道感染之间至少间隔 1 周的无症状期；②若上呼吸道感染次数不够，可以将上、下呼吸道感染次数相加，反之则不能；③确定次数须连续观察 1 年；④两次肺炎诊断期间，肺炎体征和影像学改变应完全消失。

孩子如果反复发生呼吸道感染，可以采取以下应对措施。

**1. 及时到医院就诊明确病因** 医生会根据孩子的临床症状查体，必要时完善相关的实验室检查（如血

反复呼吸道感染　疫苗接种　免疫增强剂

常规、病原学检测、微量元素水平、维生素水平、免疫功能检查甚至基因检测等），还可能进行影像学检查（如胸部Ｘ线及胸部CT），从而对反复呼吸道感染的病因进行甄别，及时发现潜在的基础疾病，并针对病因给予及时有效的临床治疗和随访。

**2. 预防反复呼吸道感染的发生十分重要**

（1）要按时、合理进行疫苗接种：预防结核、白喉、百日咳、破伤风、麻疹、流行性感冒、肺炎链球菌和流行性感冒嗜血杆菌肺炎等感染性疾病。

（2）家长普及教育：如提倡母乳喂养、避免过早接受日托、避免儿童暴露于被动吸烟和室内外污染的环境、注意卫生和空气流通。

（3）必要时使用免疫增强剂治疗：预防感染，但免疫调节剂不是万能药，不能治愈所有疾病。

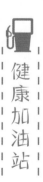

**1. 孩子易发生反复呼吸道感染的原因**　多种生理因素导致孩子抗感染能力降低，主要包括以下几种。

（1）上呼吸道感染的孩子鼻腔比成人短，无鼻毛，黏膜柔软，血管丰富，易于感染。下呼吸道感染的孩子气道狭窄，软骨柔软，支撑作用弱，胸廓短、呈桶状，吸气时肺扩张不充分，呼吸肌易于疲劳。

（2）孩子如呼吸频率快、呼吸中枢调节能力差，容易出现节律不整。

（3）孩子的非特异性和特异性免疫功能发育未完善，与病原体接触较少，产生的特性免疫能力不足，抗感染能力不强等。

常见的病因包括：微量元素及维生素缺乏、慢性病灶没有清除、气管及支气管异物、家庭护理及喂养不当、环境因素（如气候变化、居室环境污染、被动吸烟）；还有一些少见的病因，如免疫功能缺陷、原发性纤毛运动障碍、支气管及肺部发育畸形（如先天性食管 - 气管瘘、先天性肺囊肿、隔离肺、先天性气管软化或狭窄等）、心血管畸形、消化系统功能异常等。

**2. 孩子反复呼吸道感染的危害** 可直接引起其他部位的并发症，如中耳炎、鼻窦炎、咽后壁脓肿、颈部淋巴结炎、喉炎、气管炎、肺炎，年长儿因链球菌感染可引起急性肾炎、风湿热等。如肺炎延误或病原体致病力强可引起脓胸、脓气胸、肺大疱、肺不张等，还可间接影响孩子的生存质量，尤其对其情感功能、家庭功能的影响较大。

健康前沿

## 幼儿期患下呼吸道疾病与成年后
## 死亡风险较高有关

由伦敦帝国理工学院的研究人员领导并发表在《柳叶刀》上的一项研究发现，孩子在 2 岁时患下呼吸道感染（如支气管炎或肺炎），在成年时过早死于呼吸道疾病的可能性几乎是没有患呼吸道疾病的人群的两倍。研究数据显示，幼儿期患有下呼吸道感染的人因

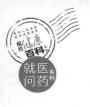

呼吸道疾病过早死亡率约为 2%，而没有患呼吸道疾病的人群约为 1%。在根据社会经济因素和吸烟状况进行调整后，调查结果保持不变。以上研究提示幼儿期预防下呼吸道感染的重要性。

（李正莉　曹　玲）

# 12. 为什么有些孩子会患
# 心肌炎

心肌炎是心肌的炎症性疾病，由感染、过敏或自身免疫性疾病等多种原因引起，是儿童常见的心脏疾病。

孩子患心肌炎的临床表现轻重不一。轻型心肌炎的症状非常轻微，仅出现乏力、长出气、心悸、胸闷、头晕等，甚至可以没有症状，部分患儿能够自行缓解，也可以口服保心肌药物得到缓解；中型心肌炎症状相对明显，可表现为精神萎靡、面色苍白、胸闷乏力、懒动多汗、恶心呕吐等；重型心肌炎可呈暴发性，数小时或数天即可出现心功能不全或突发心源性休克，病情发展迅速，如抢救不及时，有生命危险。

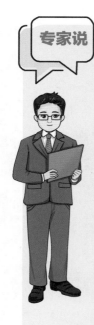

　　孩子患心肌炎大部分是病毒感染所致，其中主要的病毒包括肠道病毒（埃可病毒、柯萨奇病毒等）、流行性感冒病毒、腺病毒、单纯疱疹病毒、水痘及带状疱疹病毒、风疹病毒、流行性腮腺炎病毒等。其他类型的病原体，如细菌、支原体、原虫等也可引起孩子患心肌炎。除了感染因素，过敏和一些自身免疫性疾病，如川崎病、系统性红斑狼疮、风湿热等非感染因素也可引起孩子患心肌炎。

　　虽然孩子患心肌炎多是由病毒感染引起，但是发病却与多种因素密切相关，如病毒种类、感染轻重、治疗是否及时合理，孩子是否存在营养不良、抵抗力低下等。

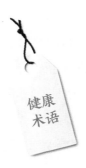

健康术语

　　**心功能不全：** 是由于各种原因导致心脏的舒张或者收缩功能下降，使心脏不能有效地将血液输送到全身各处而引起的一种临床综合征。

　　**心源性休克：** 指心脏泵血功能衰竭而引起的休克，由于心脏泵血能力下降，不能维持其最低限度的心排血量，导致血压下降，重要的脏器和组织供血严重不足，出现一系列以缺氧、缺血、代谢障碍以及重要脏器损害为特征的病理生理过程。

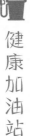

## 孩子出现何种症状时需要及时就医

　　家长要特别注意，孩子若患感染性心肌炎一般发生于感染后 2~4 周。孩子可出现吃奶差、哭闹、烦躁、嗜睡、恶心、呕吐等症状，同时还会伴有不愿意活动、胸闷、胸痛、长出气等症状。孩子出现以上症状时要及时就医。

　　心肌炎患儿在疾病过程中如果出现心动过速、极度乏力、呼吸困难、胸闷胸痛加重、四肢冰冷、少尿无尿、精神萎靡、反应淡漠、嘴唇发紫、拒食等严重症状，要警惕重型心肌炎，需要及时就医。

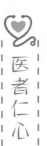

## "三年晕厥终得解，ICD 植入获新生"
### ——心血管内科石琳教授团队

　　9 岁男孩小靖（化名），因 3 年内运动后晕厥发作 30 多次，家长带他四处求医，均未能明确诊断，治疗效果欠佳。家长经过多方打听，辗转来到首都儿科研究所心血管内科住院治疗，入院 72 小时即确诊 LQT 综合征 1 型，石琳教授团队为小靖制订了精准的治疗方案：一是加用了普萘洛尔防治心源性晕厥发作；二是植入埋藏式心律转复除颤器（ICD），做好心源性猝死的一级预防。由于小靖属于 LQT 中的高危人群，具有极高的猝死风险，单纯药物治疗仍不能确保不发生心源性猝死，因此需要植入 ICD，一旦恶性室速发作，可以通过 ICD 除颤，才能保障小靖的生命安全。

五一劳动节恰好是小靖的生日，心血管内科医护共同为小靖庆祝生日。同时，在得知小靖家庭经济困难后，石琳教授团队为小靖申请了"凤凰网＆志玲姐姐护童基金"的爱心救助。

（孙晓冬　石　琳）

关键词

# 13. 为什么有些孩子会出现
# 心脏早搏

早搏　心脏

早搏，通俗地讲就是心脏提前跳了一下，是心律失常的常见类型。

正常情况下，位于心房的窦房结统领整个心脏的跳动，称为窦性心律。虽然不同年龄的儿童心脏跳动频率有不同的范围，但都是由窦房结按一定的频率发放冲动统领整个心脏跳动，首先传到心房，再传到心室，引起心脏顺序收缩，如此周而复始。当窦房结以外的组织兴奋性过高，比如心室有一个异常兴奋点，当窦房结的冲动还没有传导来的时候，它就提前兴奋了，继而导致了心室的提前收缩，这样就形成了一个室性早搏。

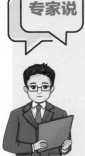

引起孩子出现心脏早搏的原因很多，可分为三大类：①部分孩子由于情绪激动、精神紧张、疲劳或自主神经不稳定等因素可出现早搏；②部分孩子本身存在心脏器质性疾病，如心肌炎、心肌病、先天性心脏病等，均可引起早搏；③部分孩子因服用某些药物（如洋地黄类药物），以及缺氧、酸中毒和电解质紊乱等也会引起早搏。也有部分孩子的早搏没有明显的原因和诱因。

很多孩子出现早搏时没有不适的症状，在常规体检或因其他疾病就诊时医生听诊发现；也有的孩子会出现心慌、胸闷、胸痛、长出气等症状，就医后才发现。

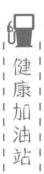

健康加油站

## 孩子出现心脏早搏一般需要做哪些检查

**1. 常规心电图检查**　可帮助明确诊断，判断早搏的类型、了解早搏的性质。但常规心电图因记录时间短，难以捕捉偶发的早搏。

**2. 动态心电图检查**　是一种长时间连续记录心电图的检查方法，让儿童佩戴特定的记录仪器 24 小时或更长时间，记录儿童佩戴期间所有心跳的心电资料，记录结束后再进行分析处理。动态心电图对于明确早搏的诊断、定量早搏发生的频度、判断早搏治疗疗效等具有重要价值，也可以用于其他心律失常的诊断。

**3．平板运动试验** 可用于评估早搏儿童的运动能力，并对早搏进行危险分层。

**4．其他辅助检查** 包括心脏彩超、心肌酶学等检查辅助评估病因和病情。

（孙晓冬　石　琳）

# 14. 为什么**川崎病**会影响部分孩子的心脏

川崎病又称黏膜皮肤淋巴结综合征，是一种以全身血管炎为主要病变的小儿急性发热出疹性疾病。婴儿及儿童均可发病，5 岁以内患儿占 80%~85%。

川崎病的主要临床表现包括：①发热持续 5 天或更久，体温达 39℃以上，抗生素治疗无效②双眼球结膜充血，没有分泌物；③口腔和咽喉黏膜弥漫充血，口唇发红及皲裂、杨梅舌；④发病初期手足硬肿和掌跖发红，恢复期指 / 趾端出现膜状脱皮；⑤多形性皮疹（皮疹的形态多种多样）；⑥颈部淋巴结非化脓性肿胀，直径达 1.5cm 或更大。

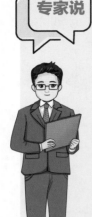

**专家说**

　　川崎病的发病原因至今还没有明确，目前川崎病已成为我国小儿后天性心脏病的主要病因之一，心脏冠状动脉损害是川崎病最重要的并发症，10%~20%未经有效治疗的患儿会出现冠状动脉受损。

　　因为川崎病是一种主要累及中小动脉的血管炎症，因此可能造成包括心脏在内的多种脏器的血管损伤，可引起心肌炎、心包炎、心内膜炎及心脏冠状动脉的损害，造成患儿发生冠状动脉扩张、冠状动脉瘤。

　　但并不是没有冠状动脉损害，就可以排除川崎病。冠状动脉损害可轻可重，轻者可以是一过性的冠状动脉扩张，治疗后很快恢复正常；严重者可能出现巨大的冠状动脉瘤，甚至可能出现急性冠状动脉梗死导致死亡。

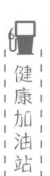

健康加油站

　　**1. 川崎病有传染性吗**　目前，没有证据表明川崎病在人与人之间传播。

　　**2. 川崎病能治好吗**　目前，川崎病的治疗方案成熟，经及时有效治疗，大多数川崎病患儿可治愈，但出院后仍应严格遵医嘱用药、按时复查。经正规治疗后，仍有约 4% 的川崎病患儿留有冠状动脉后遗症，应根据后遗症的轻重调整患儿的活动量，并遵医嘱用药、积极随访。

**3. 川崎病会复发吗**　川崎病的复发率为2%~3%，如果出现复发的情况（出现川崎病初次发作相同或相似的症状），应及时就医，早诊断、早治疗。

**4. 川崎病患儿可以打疫苗**　川崎病患儿在使用丙种球蛋白后至少6个月不能打疫苗；建议在使用丙种球蛋白11个月后再接种麻腮风疫苗及水痘疫苗，避免干扰疫苗的免疫作用。

**5. 冠状动脉扩张对患儿的生活有影响吗**　轻度冠状动脉扩张，在冠状动脉恢复正常后，可以遵医嘱停药，生活不受影响。重度冠状动脉扩张，特别是形成巨大冠状动脉瘤的患儿，很难恢复至正常，应避免剧烈运动，需要长达数年甚至更久的药物治疗和随访。

（孙晓冬　石　琳）

孩子反复发烧未能缓解，
需警惕"川崎病"在作怪

# 15. **先天性心脏病**患儿心脏一定有杂音吗

先天性心脏病是胚胎期心脏及大血管发育异常所致的先天性畸形，是儿童最常见的心脏病，发生率在活产新生儿中为0.6%~1.0%。儿童先天性心脏病比较常见的有室间隔缺损、房间隔缺损、动脉导管未闭、法洛四联症等。

正常的心脏跳动时，随着心脏的收缩和舒张，用听诊器可以听到"扑通扑通"的声音，但如果在心脏收缩或舒张时，血液在心脏或血管内产生湍流，导致心室壁、瓣膜或血管发生振动，就会在"扑通"之外听到其他声音，这些声音统称为心脏杂音。

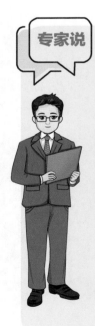

**专家说**

心脏杂音是先天性心脏病最常见的体征之一，也是最简单易行初步判断先天性心脏病的方法之一，但不是所有先天性心脏病患儿听诊时都有心脏杂音，一些复杂的先天性心脏病可能没有杂音。同样，当医生听诊孩子发现有心脏杂音时，也并不意味一定是患上先天性心脏病。

心脏杂音分生理性杂音和病理性杂音。

**1. 生理性杂音**　孩子的胸壁薄、心跳快，紧张和运动后听诊时，有时能听到比较柔和如同吹风一样的声音，这些杂音往往是生理性的，对孩子的健康没有影响。也有少数杂音是由疾病引起的，如发热、贫血或甲状腺功能亢进的患儿，因为缺氧、血液黏稠度降低等原因，血液流速加快，虽然心脏本身没有异常，也会产生心脏杂音，当这些疾病治愈后，杂音也会随之消失。

**2. 病理性杂音** 常见于先天性心脏病的患儿，如室间隔缺损、房间隔缺损、动脉导管未闭、法洛四联症等，同时伴有相应的临床症状，如反复感冒或易得肺炎，活动后气急、青紫、出汗多，面色苍白等，部分患儿会出现生长发育落后。

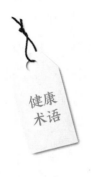

健康术语

**室间隔缺损：** 是最常见的先天性心脏病，心脏分为左心房、左心室、右心房、右心室4个心腔，正常心脏左右心房不相通，左右心室不相通。室间隔缺损是隔离左右心室的间隔出现缺损，缺损较小时，患儿通常没有不适的症状，当缺损较大时，患儿可出现生长迟缓、体重不增、喂养困难、活动后乏力气短、反复呼吸道感染等，严重时出现心脏扩大、心力衰竭等表现。

**房间隔缺损：** 隔离左右心房的间隔出现缺损，当缺损较小时，患儿可没有症状，当缺损较大时，患儿可出现面色苍白、多汗、喂养困难、活动后气促和生长发育迟缓等症状，且易反复患呼吸道感染。

（孙晓冬　石　琳）

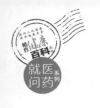

# 16. 为什么女童更容易发生
# 尿路感染

有调查结果显示，在新生儿或婴幼儿期，尿路感染的发病率，男童高于女童，但在儿童和成人期，尿路感染的发病率女性高于男性。

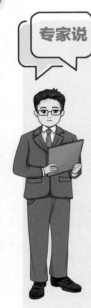

**专家说**

尿路感染在 1 岁内婴幼儿细菌感染性疾病中占据主要地位，在婴幼儿细菌感染性疾病中，仅次于中耳炎。一般 1 岁或 6 月龄内的孩子会出现发热，如果没有咳嗽、咳痰等呼吸道表现，不发热时孩子一般精神状态良好，血常规提示白细胞升高以中性粒细胞为主，炎症指标 C 反应蛋白升高，用抗生素后很快退热、白细胞和 C 反应蛋白下降至正常，有的孩子停药后短时间内再次出现发热和高炎症指标，家长就需要带孩子检查尿常规。因为 1 岁内孩子尿路感染就是以发热和高炎症以及应用抗生素后很快好转为主要特征，1 岁内孩子可能尿频尿急尿痛的尿路刺激征不明显，可仔细观察孩子的尿道口有无红肿、分泌物是否增多、排尿时孩子是否哭闹、纸尿裤是否有臭味等。

1 岁内婴幼儿的尿路感染，女童和男童的发病率没有明显区别，有时男童由于龟头偏紧，尿路感染更多。对于女童，外阴必须清洗干净，大阴唇和皮肤之间的分泌物要仔细清洗，否则容易导致女童发生尿路感染，偏胖女童更需要注意外阴清洁问题。女童尿道口和肛门距离较近，排便后必须向后方用纸擦拭肛门，保持局部干净卫生，防止粪便污染尿道口导致尿路感染。目前，多数孩子都使用纸尿裤，由于家长事务繁忙，没有对孩子进行良好的排便排尿的培训，坐便有时不适合培训孩子排尿、排便，可能导致盆底肌功能不协调，过敏增多，多种因素可能导致孩子的膀胱及肠道出现功能障碍，表现为便秘或其他排便异常，尿频尿淋漓或反复尿路感染，需要家长给予足够重视。

如果孩子出现反复的尿路感染需要排除是否有先天性或获得性尿路畸形，患糖尿病、慢性肾脏病，或使用糖皮质激素、免疫抑制剂的孩子发生尿路感染的风险会有所增加。

（李 娜 杜 悦）

# 17. 孩子患**白血病**能治愈吗

白血病是儿童最常见的血液系统恶性肿瘤，表现多样，包括发热、面色苍白、皮肤出血点、肢体疼痛、体重减低和食欲缺乏等。治疗方法包括化学治疗（简称化疗）、靶向药物治疗、骨髓移植等，尽管治疗过程很长，过程中也会经历很多痛苦，但是大部分白血病患儿是可以完全治愈的。尽管也有一小部分患儿会复发，但即使复发也有多种治疗手段，如再次化疗、骨髓移植等。只要积极配合治疗，患儿是有望完全康复的。

关键词

白血病 治疗

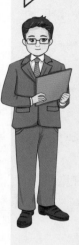

　　急性白血病是儿童时期最常见的恶性肿瘤之一，儿童急性白血病的发病率约为 4.5/10 万人，其中急性淋巴细胞白血病最常见，约占 60%。近年来，儿童白血病的发病率呈上升趋势，但随着医学技术的进步，治愈率也越来越高。儿童急性白血病的发病机制复杂多样，可能涉及环境、遗传等多种因素的组合和相互作用。目前尚不能用明确解释其病因。

　　儿童白血病的症状包括一些非特异性的症状包括持续发热、贫血、出血、肝脾肿大等。如果临床上怀疑该疾病的可能性，医生会进行血常规、骨髓、细胞免疫分型、基因学等检查，以明确诊断和分型。在治疗方面，目前随着技术的进步，儿童白血病的大多数仅采用化疗的方法即可治愈，有少部分高危险度或者复发患儿，才需要借助放射治疗（简称放疗）、骨髓移植等其他方法。尽管在治疗过程中患儿的确需要经历一些痛苦，例如治疗过程中可能会有感染、恶心呕吐、脱发等副作用，甚至仍然有部分患儿治疗无效或者不能耐受化疗，但目前儿童白血病的治愈率平均已经达到 80% 以上（不同类型白血病治愈率有差异），其中低危险度的急性淋巴细胞白血病长期生存率已经达到 92% 甚至更高。医学上通常认为无病生存期达 5 年基本算作治愈，因为尽管偶尔有开始治疗 5 年后复发的，但这种病例非常少见。

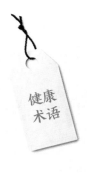

**化学治疗：** 使用化学药物来破坏癌细胞，并抑制其生长和扩散。常用于治疗白血病和其他恶性肿瘤。

**放射治疗：** 用高能量射线如放射性同位素产生的 α、β、γ 射线和各类 X 射线治疗机或加速器产生的 X 射线、电子线、质子束及其他粒子束等治疗恶性肿瘤的一种方法，通常用于治疗脑部白血病或局部复发的白血病。

**骨髓移植：** 是一种治疗白血病的方法，通过将供者的骨髓移植到患者体内，以重建患者的造血系统和免疫系统。

**无病生存期：** 从开始治疗到疾病复发的间隔时间。

（谢　瑶　齐建光）

# 18. 为什么都是**贫血**，有的孩子需要**补铁**，有的孩子需要**补叶酸**

营养性贫血是一种儿童常见的营养缺乏病，根据红细胞体积的大小主要分为两类，红细胞比正常体积小的营养性贫血，主要是由于铁元素的缺乏导致的。红细胞比正常体积大的营养性贫血，主要是由于叶酸或者维生素 $B_{12}$ 缺乏导致的。而后者由于目前营养状况极大改善，已经很少再出现，缺铁性贫血是最常见的营养性贫血。

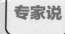
专家说

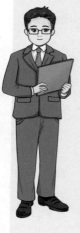

营养性贫血主要分为缺铁性贫血和巨幼细胞贫血。铁元素缺乏导致的贫血表现为小细胞低色素性贫血，称为缺铁性贫血；叶酸或维生素 $B_{12}$ 缺乏导致的贫血为大细胞性贫血，称为巨幼细胞贫血。

缺铁性贫血发病率较高，有很多危险因素可以导致孩子缺铁，比如过晚添加富含铁的辅食，饮食结构不合理（缺乏铁元素和维生素），早产和低出生体重等。现在因摄入不足导致的叶酸和维生素 $B_{12}$ 缺乏已经非常少见，更多见于有某种遗传代谢病比如甲基丙二酸尿症等导致的叶酸及维生素 $B_{12}$ 代谢障碍。

由于造成贫血的原因不同，在治疗时就需要针对病因采取不同的措施。如果孩子是因为缺铁导致贫血，就需要补充铁剂和调整饮食结构，增加含铁食物的摄入，如肉类、肝脏等，如果有基础疾病，还需要治疗原发病，如感染、慢性疾病等。而如果贫血的原因是由于叶酸、维生素 $B_{12}$ 的缺乏或者代谢障碍导致，就需要额外补充叶酸及维生素 $B_{12}$ 治疗，需要注意，这些孩子往往同时还要对基础疾病进行治疗。

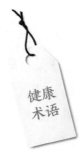
健康术语

**缺铁性贫血：** 是一种由于体内储存铁耗竭，导致血红蛋白减少所引起的贫血。这种贫血是由于机体对铁的需求与供给失衡，导致体内储存铁耗尽。机体缺铁通常是由机体对铁的需求量增加而摄入不足、铁丢失过多、铁吸收障碍等原因造成。

**1. 营养性贫血患儿的膳食调整** 预防贫血主要靠饮食，对于婴幼儿来说，需要在出生后 4~6 个月开始添加铁剂或者高铁辅食，对于稍大一些的孩子来说，需要在日常的饮食中增加高铁食物的比例。以下是一些含铁物质较高的食物。

（1）动物来源的食物：①肉类，如猪肉、牛肉、羊肉等；②肝脏，如鸡肝、猪肝等；③血液，如鸭血、猪血等；④海鲜类，如虾、蟹等。

（2）植物来源的食物：尽管部分食物含铁量也比较高，如豆类、坚果类，但是相对来说吸收率较低。

**2. 补铁时需要注意的事项**

（1）适量补充铁剂和维生素，不要过量摄入。

（2）不要与含钙高的食物同时食用，以免影响铁的吸收。

（3）多吃水果蔬菜，增加维生素 C 的摄入，有利于铁的吸收。

（4）铁剂对胃肠道有刺激，建议在饭后或饭中服用。

（5）服用铁剂后会出现黑色大便，是由于铁剂在胃肠道内和硫化氢结合引起的。

（谢　瑶　齐建光）

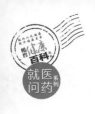

# 19. 为什么有些孩子会出现

# 热性惊厥

**关键词**

**热性惊厥 复发风险**

热性惊厥是指一次发热过程中（肛温≥38.5℃，腋温≥38.0℃）出现的惊厥发作，无中枢神经系统感染证据及导致惊厥的其他原因，既往没有无热惊厥病史。本病为排除性诊断，应与中枢神经系统感染、癫痫、脑炎、遗传代谢病等疾病相鉴别，必要时需完善脑脊液检查、脑电图、影像学检查进一步除外其他疾病。

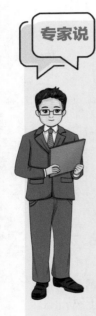

**专家说**

热性惊厥是儿童惊厥最常见的原因，发病率为2%~5%，具有年龄依赖性，多见于6月龄~5岁儿童，发病率在12~18月龄时最高，很可能与尚未发育完全的神经系统易受发热影响及潜在的遗传易感性有关。

热性惊厥通常发生于发热24小时内，部分儿童以惊厥起病，但惊厥发作时或发作后立即出现发热，也需要考虑热性惊厥。热性惊厥根据其临床特征分为单纯性和复杂性：①单纯性热性惊厥占70%~80%，发病年龄多为6月龄~5岁，表现为全面性发作，持续时间<15分钟，一次热性病程中仅发作1次；②复杂性热性惊厥占20%~30%，表现为局灶性发作，发作持续时间≥15分钟或一次热性病程中发作≥2次，发病年龄多<6月龄或>5岁。

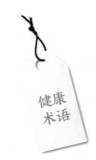

健康
术语

**热性惊厥：** 指婴儿期或儿童期（通常为 6 月龄～5 岁）伴发热的惊厥事件，但无颅内感染证据及导致惊厥的其他原因，既往没有无热惊厥病史，为一种排除性临床诊断，需注意与中枢神经系统感染、癫痫、炎症性脑病、遗传代谢病等疾病相鉴别。

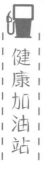

健
康
加
油
站

### 1. 热性惊厥临床特征

（1）体温升高至 38℃以上时出现惊厥。

（2）儿童 >6 月龄但 <5 岁。

（3）无中枢神经系统感染或炎症。

（4）无可能引起惊厥的急性全身性代谢异常，如低血糖、电解质紊乱等。

（5）没有无热惊厥发作病史。

**2. 热性惊厥发病机制** 热性惊厥确切的发病机制尚不明确，主要与婴幼儿脑发育未完全成熟、髓鞘发育不完善、遗传易感性等多方面因素相互作用所致，具有明显的年龄依赖性及家族遗传倾向。

**3. 热性惊厥复发风险** 热性惊厥首次发作后的复发与年龄相关，首次热性惊厥年龄 <12 月龄者复发率高达 50%，而 ≥12 月龄者复发率约为 30%。热性惊厥复发的危险因素包括以下因素，具有的危险因素越多，复发风险越高。

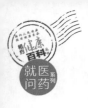

（1）起病年龄小。

（2）惊厥发作前发热时间短（<1 小时），即发热
1 小时内就出现了惊厥发作。

（3）一级亲属中有热性惊厥家族史。

（4）低热时出现惊厥发作。

（张　捷　齐建光）

关键词

癫痫
遗传性

# 20. 为什么没有癫痫家族史的孩子会患**癫痫**

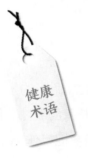

健康术语

**癫痫：**不同病因基础、临床表现各不相同，但以反复癫痫发作为共同特征的慢性脑部疾病。

癫痫是指有着不同病因基础、临床表现各不相同，但以反复癫痫发作为共同特征的慢性脑部疾病。癫痫总体年发病率为（50.4~81.7）/10 万，儿童期癫痫年发病率为 0.5‰ ~8‰。

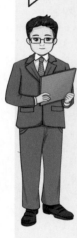

癫痫发作的产生主要由于位于大脑皮层的神经元异常、过度的超同步化放电引起的突然的、一过性的临床表现。癫痫病因众多，可能由遗传性、结构性、代谢性、免疫性、感染性或未知因素引起，不同病因临床特点有所不同。并非所有癫痫均为遗传因素所致，所以没有癫痫家族史的孩子同样有可能患癫痫。

目前根据国际抗癫痫联盟分类标准，将癫痫病因分为以下6大类。

**1. 遗传性** 由于遗传物质异常（染色体或基因）导致的癫痫，遗传物质的异常可以来源于父母，也可以是儿童自己产生的新发变异，所以即使是遗传性癫痫也并非一定存在阳性家族史。遗传方式多样，包括细胞核遗传和细胞质遗传方式，其中细胞核遗传包括常染色体显性遗传、常染色体隐性遗传、X-连锁显性遗传、X-连锁隐性遗传、Y染色体遗传，细胞质遗传为母系遗传。

**2. 结构性** 颅内存在明确的结构性致痫灶，通过影像学检查（头颅 CT、磁共振、PET-CT）可以发现。包括先天性脑发育畸形（如皮质发育畸形）和后天获得性脑损伤（如缺氧缺血性脑病后遗症、脑炎后遗症等）。后天获得性脑损伤往往是在出生后由特定病因导致的脑损伤，进而引发癫痫，所以不会有家族遗传的可能性。

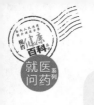

3. **代谢性**　由于先天代谢异常导致的以癫痫发作为核心症状的疾病，癫痫可为其重要表现之一，常常合并有代谢紊乱、发育迟缓等其他异常。如线粒体病、甲基丙二酸尿症、苯丙酮尿症等。

4. **免疫性**　由于免疫介导的中枢神经系统炎症导致的以癫痫发作为核心症状的疾病，可以合并运动障碍、认知障碍等异常，如拉斯马森综合征、自身免疫相关性癫痫等。

5. **感染性**　由于感染因素导致的以癫痫发作为核心症状的疾病。如亚急性硬化性全脑炎、脑囊虫病、脑弓形虫病等。

6. **病因未明**　通过现有手段目前仍无法明确，其潜在病因可能为遗传性因素所致，未来随着诊疗技术发展，可能可以进一步明确病因。

新诊断癫痫的患儿需要在儿童神经专科医师的指导下，完善脑电图、头颅磁共振、血尿代谢、遗传学等相关检查以进一步明确病因，指导治疗。

（张　捷　齐建光）

# 21. 孩子患**甲状腺功能亢进**，饮食要注意哪些

甲状腺功能亢进症（简称甲亢）是由于甲状腺合成释放过多的甲状腺激素，造成机体代谢亢进和交感神经兴奋，常伴有甲状腺肿大、眼球外突等表现。甲状腺功能亢进症患儿的治疗疗程长且缓解率低，一般药物治疗需要 2~4 年，甚至更长，复发率高。

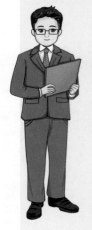

甲状腺功能亢进症的常见临床表现：体重下降、消瘦、食量大、大便次数增多或腹泻；怕热、多汗、心跳加快；情绪易激动、上课注意力不集中、好动、手抖等症状，多数患儿会出现甲状腺肿大、眼球突出等表现。甲状腺功能亢进症诊断并不困难，如果孩子出现上述临床表现，在完善甲状腺功能检查以及甲状腺 B 超检查后，基本就可以诊断。

甲状腺功能亢进症患儿的治疗主要是服用抗甲状腺药物，其中甲巯咪唑为首选药物。治疗需个体化，治疗过程中注意监测药物不良反应，定期复查。抗甲状腺药物治疗可以减少甲状腺激素的产生，同时饮食、生活方面也要多加注意，以免加重病情。

**1. 生活方面**　适当休息，避免过度劳累、剧烈运动及情绪激动。

### 2. 饮食方面

（1）均衡饮食，合理搭配，少食多餐，不要暴饮暴食。

（2）高热量、高蛋白饮食：可以吃含有淀粉的食物，如面食、大米等补充热量；可以多吃肉类、蛋类、牛奶等补充优质蛋白。

（3）高维生素饮食：多吃新鲜蔬菜、水果、坚果补充多种维生素。

（4）适当补充钙、磷等矿物质，预防骨质疏松。

（5）忌碘饮食：尽量低碘饮食，可以使用无碘盐烹调食物。避免进食含碘高的食物，如海带、海鱼、紫菜、海参、虾皮等。同时避免摄入含碘高的药物，如西地碘含片、含碘造影剂等。因为碘是合成甲状腺激素的原料，摄入高碘食物或药物容易诱发或促进甲状腺功能亢进症的发展。

（6）每日多饮水，忌辛辣油腻食物、烟和酒，忌咖啡、浓茶等兴奋性饮料，以免引起精神亢奋。

（7）甲状腺功能亢进症病情稳定后适当控制饮食，避免体重增加过多。

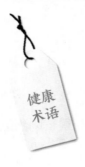

健康
术语

**甲状腺功能亢进症：** 指由于甲状腺激素分泌过多所致的临床综合征，常伴有甲状腺肿大、眼球突出等表现，其主要病因是毒性弥漫性甲状腺肿（即 Graves 病）。

（汪治华）

# 22. 孩子患**甲状腺功能减退症**会影响智力吗

甲状腺位于人体的颈前，主要功能是合成甲状腺激素，甲状腺激素对人早期（胚胎形成到出生后婴幼儿期）的大脑和神经系统的发育、骨骼发育等都有着重要作用。如果胎儿期或婴儿期甲状腺激素不足，引起甲状腺功能减退，可导致智力、体格发育落后。

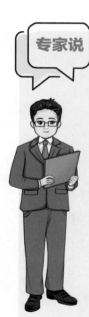

**专家说**

先天性甲状腺功能减退症，简称先天性甲减，是一种最常见的先天性内分泌代谢疾病，也是一种最常见的可预防智力障碍的疾病。若先天性甲状腺功能减退症患儿出生后若治疗不及时，将会导致生长迟缓和智力低下，给家庭和社会造成严重的负担。

先天性甲减患儿的临床症状主要包括黄疸消退延迟、腹胀、便秘、吃奶差、哭声低且少、水肿及舌大而宽厚等。

由于先天性甲减患儿在新生儿中缺乏特异的临床症状，因此对新生儿进行甲状腺功能筛查是早期诊断先天性甲减的主要途径。但目前我国新生儿筛查只能检出原发性甲减和高促甲状腺激素血症，无法检出中枢性甲减及促甲状腺激素延迟升高的患儿。因此新生儿筛查阴性，但如果有可疑症状，仍应采血检测甲状腺功能。

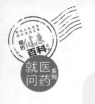

孩子一旦被确诊患有甲状腺功能减退，要在医生的指导下，尽早使用外源性甲状腺激素（首选左甲状腺素片）进行替代治疗，并定期对其体格发育和神经运动发育进行评估。因神经系统发育在孩子尚处在母亲子宫内时就已开始，所以家长一定不能耽误，越早开始治疗，效果越好。

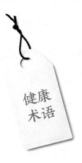

**先天性甲状腺功能减退症：**简称先天性甲减，是由于出生时下丘脑 - 垂体 - 甲状腺轴功能障碍，导致甲状腺激素分泌不足或其受体缺陷所致的先天性疾病。

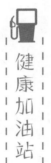

在儿童的不同时期，甲状腺功能降低会有不同的表现。

在新生儿期（出生后 0~28 天），可能并没有典型的临床表现，患儿常只是表现为黄疸较重或者黄疸消退延迟、嗜睡、腹胀、便秘、少哭、哭声低下、吸吮能力差及低体温，体格检查表现为囟门较大、脐疝、肌张力低、皮肤出现花斑纹或有硬肿现象等。

婴儿期及以后如出现甲状腺功能减退，临床表现会越来越明显。患儿逐渐会出现头大、颈短、皮肤粗糙、面色苍黄、毛发稀疏无光泽、面部黏液性水肿、眼距宽、塌鼻梁、唇厚、舌大外伸及表情淡漠等特殊面容；身材矮小且不匀称（躯干长而四肢短小）；智能发育低下，表情呆板、淡漠、对周围食物反应少而迟钝；运动发育落后，如翻身、坐立、走的时间均延长。此外，也还可出现心血管功能低下、消化道功能紊乱等表现。

（汪治华）

# 23. 孩子患**佝偻病**是因为**缺钙**吗

　　佝偻病是发生于儿童生长发育期的一类多因素导致机体钙、磷代谢异常，从而引起骨骼矿化不良，出现以骨骼病变为主要特征的慢性疾病，同时也影响神经、肌肉、造血、免疫等组织器官的功能。其中最常见的类型为营养性维生素 D 缺乏性佝偻病。一旦发现肢体畸形，应尽快寻求儿童内分泌医生及骨科医生的帮助，以进行及时、有效的治疗。

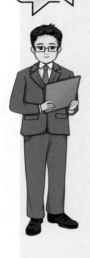

专家说

孩子患佝偻病并不等于"缺钙"。佝偻病可大致分为低钙和低磷性两类，低钙性佝偻病最常见的为营养性维生素 D 缺乏性佝偻病，其次还有遗传性维生素 D 依赖性佝偻病；而低磷性佝偻病的病因更是多样；此外，肝肾功能障碍也可导致佝偻病的发生。

佝偻病患儿的临床表现主要为骨骼与牙齿矿化不足和骨外钙化，如身材矮小、髋内翻、膝内翻、膝外翻、脊柱后突或侧弯、肌肉无力、囟门闭合延迟及出牙晚，部分患者还可出现骨痛、假骨折、肾结石等；而营养性维生素 D 缺乏性佝偻病患儿早期还可有神经兴奋性增高的表见，如兴奋、易激惹、睡眠不安、多汗等，也可出现颅骨软化（有乒乓球感）及佝偻病串珠等体征。严重佝偻病患儿也可出现不同程度的运动、神经精神发育迟缓，免疫功能低下以及消化和心肺功能障碍。

佝偻病患儿的治疗目标主要是纠正或改善骨骼畸形，病因不同，所选择的药物及其剂量也有所差异，包括钙剂、普通维生素 D、活性维生素 D 以及磷酸盐制剂等在内，治疗过程中需定期复查。病因不同，其预后也大相径庭，营养性维生素 D 缺乏性佝偻病经治疗后，临床症状及体征可逐渐减轻或消失。

健
康
加
油
站

# 维生素 D 缺乏的预防

阳光照射是机体获得维生素 D 的主要途径，要加强户外活动，多晒太阳，在日光充足、温度适宜时每天户外活动 1~2 小时，但 6 月龄以下婴儿应避免阳光直射。

当阳光照射受限时，宜额外补充维生素 D：①早产儿、低体重儿、双胎儿生后每日口服补充 800IU，3 月龄后改为每日口服补充 400IU，婴儿期至青春期每日至少口服补充 400IU；②优先选用维生素 D3 制剂；③不建议使用活性维生素 D 预防和治疗维生素 D 缺乏或营养性佝偻病。

补充维生素 D 时要同时保证膳食钙的摄入，自然界含钙食物丰富，提倡儿童天然食物补钙，乳品是最好钙源。不同年龄儿童每日钙摄入量为：0~6 月龄 200mg，7~12 月龄 250mg，1~4 岁 600mg，4~11 岁 800mg，11 岁以上 1 000mg。

（汪治华）

二

# 外科
# 常见疾病

# 24. 孩子不排便、频繁呕吐就是患**肠梗阻**吗

肠梗阻是指肠道发生阻塞，气体、液体和食物滞留其中，无法正常通过。梗阻可发生于肠道任何部位，小肠到大肠，可完全梗阻也可部分梗阻。

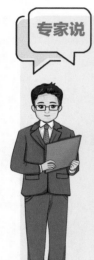

**专家说**

有哪些因素可导致孩子患肠梗阻呢？

引起肠梗阻的原因有两大类，一类是机械性肠梗阻，多由于先天性畸形（肠闭锁、肠狭窄、先天性肠旋转不良、肛门闭锁、嵌顿疝、先天性巨结肠等），以及后天性原因（腹部手术后肠粘连、肠套叠、肿瘤压迫等）导致；另一类叫动力性肠梗阻，多由于消化不良、肠炎、腹膜炎、肺炎等原因引起的肠麻痹所致。

肠梗阻的临床表现不一，常见的症状为腹痛、呕吐、腹胀和肛门停止排气排便。

**1. 腹痛**　患儿通常会有阵发性的腹绞痛，婴儿可表现为哭闹难以安抚、手足舞动，有时可听到明显的肠鸣音。

**2. 呕吐**　梗阻发生以后，患儿因肠管的逆蠕动而发生呕吐。高位小肠梗阻呕吐出现比较早、比较频繁。

中段或远端小肠梗阻，呕吐出现比较晚，呕吐量和次数也比较少。低位小肠梗阻由于肠内容物的滞留，细菌过度繁殖以及分解肠内容物，呕吐物常具有粪臭味。

**3. 腹胀** 梗阻发生时，患儿会因肠管扩张而引起腹胀，一般发生在晚期。越是完全和部位低的梗阻，腹胀就越明显。

**4. 肛门停止排气、排便** 这是完全性肠梗阻的表现，梗阻早期，梗阻部位以下肠内积存的气体或粪便可以排出。但是某些绞窄性肠梗阻，如肠套叠、肠系膜血管栓塞或血栓形成，可排出血性黏液样粪便。

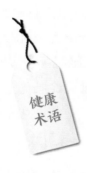

健康术语

**肠套叠：** 是6月龄~3岁儿童肠梗阻的最常见原因。一部分肠道套入另一段肠道，很像折叠式望远镜的重叠部分，结果导致肠道堵塞。通常表现为突然出现的剧烈哭闹、腹痛，有时伴呕吐和肉眼血便，其间存在相对无疼痛的阶段。

**先天性肠旋转不良：** 是由胚胎期肠管正常旋转停滞所致，盲肠异常位于右上腹并被腹膜带固定于右侧腹壁。这些异常会诱发肠扭转，即肠道在其肠系膜上扭转，从而引起急性小肠梗阻和缺血。

**先天性巨结肠：** 是一种结肠运动障碍，由神经嵴细胞在胎儿期肠道发育过程中未能充分迁移至肠道导致，其产生的无神经节细胞结肠段不能松弛，进而引起功能性肠梗阻。

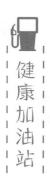

### 孩子出现哪些情况需要及时就医

肠梗阻病情发展快，需要早期作出诊断、处理。诊治的延误可使病情发展加重，出现肠坏死、腹膜炎甚至中毒性休克、死亡等严重情况，家长要特别注意。如果孩子出现了哭闹不安、腹痛、反复呕吐、腹胀、不排便或排异常大便、精神差等症状后，应高度重视，及时到专业的儿童医院进行就诊，医生会根据孩子的症状及时做出诊断，并针对孩子的全身情况与梗阻的性质等安排检查并治疗，避免耽误孩子的病情。

（周瑞洁　李　颀）

# 25. 为什么有些孩子会出现

# 肠套叠

肠套叠是指某段肠管及其相应的肠系膜套入附近肠腔内引起的肠梗阻，是婴幼儿时期最常见的急腹症。

肠套叠占肠梗阻的 15%~20%，有原发性和继发性两类。原发性肠套叠多发生于婴幼儿，继发性肠套叠则多见于成人。绝大多数肠套叠是近端肠管向远端肠管内套入，逆性套叠较罕见，不及总数的 10%。

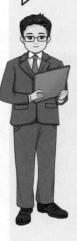

**专家说**

孩子出现肠套叠主要包括以下几种因素。

（1）饮食改变：孩子在出生后 4~10 个月，是添加辅食及增加乳量的时期，也是肠套叠发病高峰期。由于婴幼儿肠道不能立即适应所改变食物的刺激，引起肠道功能紊乱，导致一段肠管套入另一段肠腔内引起肠套叠。

（2）回盲部解剖因素：肠套叠患儿中回盲型约占 90%，婴幼儿时期回盲部游动性大，回盲瓣过度肥厚，小肠系膜相对较长，该区淋巴组织丰富，受炎症或食物刺激后易引起充血、水肿、肥厚，肠蠕动易将回盲瓣向前推移，并牵拉肠管形成套叠。

（3）病毒感染：肠套叠与肠道内腺病毒、轮状病毒感染有关。

（4）肠痉挛及自主神经因素：由于各种食物、炎症、腹泻、细菌或寄生虫毒素等刺激肠道产生痉挛，使肠蠕动功能节律紊乱或逆蠕动而引起肠套叠。

（5）遗传因素。

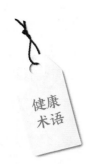

健康术语

**急性肠套叠：**急性肠套叠一方面多与上呼吸道感染及淋巴腺病毒感染有关，也与食物改变和食物刺激引起肠道功能紊乱相关，因此在婴幼儿改变食物或添加食物时，应逐渐添加辅食，在变更食物时逐渐过渡，让肠道有适应的过程，同时也应预防急性上呼吸道感染，尽量避免急性肠套叠的发生。

健康加油站

## 孩子出现何种情况需要及时就医

家长们要特别注意急性肠套叠是婴儿期一种特有疾病。1 岁以内婴幼儿最为多见，尤其以 4~10 月龄婴儿更多见。肠套叠一年四季均有发病，以春末夏初（3 月至 5 月）发病率最高，可能与上呼吸道感染及淋巴腺病毒感染有关。肠套叠主要临床表现有以下 4 个。

**1. 阵发性有规律性哭闹不安**  哭闹时伴有手足乱动、面色苍白、拒食、异常痛苦，而患肠炎、痢疾等疾病时，哭闹不明显，表现为烦躁不安。

**2. 呕吐**  阵发性哭吵开始后不久即出现，奶汁及乳块或其他食物，后转为胆汁样物，1~2 天后转为带臭味的肠内容物。

**3. 便血**  多在发病后 6~12 小时排血便，常见肛门排出稀薄黏液胶冻样果酱色血便。

**4. 腹部症状**  患儿在安静时多数可在右下腹肝下触及腊肠形、弹性硬、稍活动、轻压痛的肿块，在腹部查体时，一定不要遗忘肛门指检。

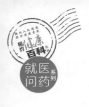

患儿在疾病过程中如果出现阵发性有规律性哭闹、呕吐、血便及腊肠样肿块症状中的 1~2 个，则应考虑肠套叠，出现 3 项，几乎可以确诊，需要及时带孩子就医。

（王业通　李　颀）

# 26. 为什么男童**隐睾** 建议手术治疗

隐睾是指男童的睾丸下降不良，移行到了阴囊外的异常位置，是儿童泌尿生殖系统先天畸形之一。其病因尚不明确，但认为与内分泌、遗传和一些物理机械因素有关。其主要的临床表现是阴囊内无法扪及睾丸，有时候可在大腿根部触摸到小包块，有可能是错位的睾丸。

**专家说**

隐睾可能会导致生育能力下降或不育、睾丸易受外力损伤、睾丸扭转甚至出现隐睾恶变，除了身体上的病损，对孩子的心理也有可能会受到较大影响。因此积极的治疗是十分必要的。

目前，大体有两种治疗方法，第一种是使用激素治疗，但是其成功率不确切，就算用药后成功降到了

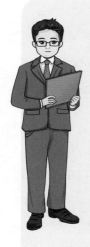

阴囊，仍有 20% 左右的患儿会出现回缩，并且人绒毛膜促性腺激素等激素还有可能导致精子的发生出现障碍、色素沉着、毛发生长、性早熟等内分泌紊乱障碍。第二种便是采用外科手术的方法，对于可以用手扪及睾丸的隐睾，会采用手术方法先将睾丸游离出来再拉回阴囊中，再利用缝线进行固定；对于不能用手扪及睾丸的隐睾，可以先采用腹腔镜进入腹腔进行探查，检查睾丸是否在腹腔中，如果在腹腔中也可以通过手术一期或分期将睾丸拖回阴囊中。所以建议手术治疗的原因有以下 3 点：①隐睾会导致患儿成年后生育能力下降或不育、睾丸扭转、癌变等严重并发症，因此需要尽早治疗；②激素治疗的效果不明显，疗效不好，甚至会引起不良并发症，因此并非首选；③手术治疗的效果明确，具有并发症少、创伤小、恢复快等优点。因此建议发现隐睾的男童手术治疗。

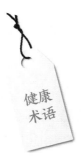

**睾丸扭转：** 当睾丸与精索的固定不良，活动度大时，如果遇上用力或剧烈震荡等情况，睾丸与精索发生一定程度的扭转，就叫睾丸扭转，会伴有明显痛感。

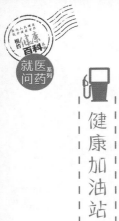

**1. 隐睾何时治疗比较好**　在孩子 6 月龄前可以先观察，6 月龄后如还未降至阴囊需要积极的手术干预，以避免给患儿的身心带来不好的影响。最佳的手术干预时间是 6~12 月龄。

**2. 睾丸一定要在阴囊里面吗**　不一定的，当天气比较冷的时候，睾丸有时候会被提高位置，在阴囊中摸不到。所以有时候家长在阴囊摸不到睾丸也不要紧张，可以去温暖的地方再试试，并且在摸之前注意先把手捂热，避免手冷给孩子冷刺激，导致睾丸上提。

（郑　乐　李　颀）

# 27. 男童**包皮过长**
## 都需要手术治疗吗

正常的包皮长度是指阴茎在自然疲软时，它位于阴茎的颈部，即冠状沟处，而包皮过长是指包皮完全包裹着阴茎头，阴茎勃起后，包皮可以上翻露出阴茎头。

包皮过长的病因是指男性阴茎包皮冗长，包皮覆在全部阴茎头与尿道外口，且包皮能向上翻转而露出阴茎头和冠状沟。包皮过长是男童成长期的正常现象，并非病理性症状。对包皮过长者，如经常瘙痒不适、反复发炎、清洁卫生保持差，或者患儿家属及患儿有意手术，可考虑行包皮环切手术。

专家说　包皮过长会对孩子有哪些影响呢？

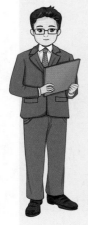

（1）会积存包皮垢，导致慢性炎症（如阴茎头炎）、包皮阴茎头炎（可造成阴茎瘙痒），从而引发疼痛甚至癌变等。

（2）如果包皮口特别小，会导致包皮无法回缩，妨碍阴茎头和整个阴茎的发育。

（3）容易引发包皮炎导致阴茎头（包皮外口）处出现瘙痒和红肿。

（4）阴茎头（包皮外口）炎症后瘢痕反应可能造成狭窄，可能影响排尿，导致男童排尿时鼓包。

1岁前，男童大多数为先天性包皮过长，无须治疗和手术，如果无尿道口狭窄、排尿困难及反复感染等情况，不用上翻男童的包皮；1岁以后，若包皮较长，包皮会包着阴茎头，包皮口也较小，但随着男童的成长，包皮会慢慢退缩，阴茎头也会显露在外；青春期前的儿童很多是假性包皮过长，随着年龄变大、阴茎发育，可以自行缓解，不建议做手术；男童一般超过10岁后，包皮自然翻开的机会就很小了，如果此时还存在包茎，就需要及时就医，判断是否需要手术。青春期后多为真性包皮过长，因此需经常翻起包皮进行清洗，否则易引起包皮阴茎头炎。如果男童的阴茎常发生炎症，应及时就医，遵医嘱进行手术。

关键词 🖱

包皮过长　包皮环切术

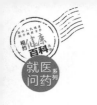

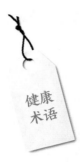

健康
术语

**包茎：** 指包皮外口过小，或包皮与阴茎头粘连，使包皮不能向上外翻露出完整的阴茎头。

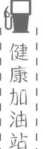

健康加油站

## 男童在何种情况下需要及时就医

一般建议家长注意观察男童包皮的生长发育情况。在男童 10 岁后观察是否存在包茎及包皮过长，包皮过长者每天洗澡时可翻起包皮清洗，如能包皮内清洁，可不用手术。但若因包皮垢经常引起感染，应及时就医，选择最佳的手术时机，最迟不宜超过青春期，以免错失男童发育的最佳年龄。

（韦泱伊　李　颀）

# 28. 孩子意外**骨折**，家长该如何**急救处理**

骨折是儿童较常见的损伤，由于小儿处于成长发育期，在组织解剖、生理、生物力学等方面均与成人有很大区别。

婴幼儿期为儿童骨折的好发时期，每年 5 月至 10 月为儿童骨折好发时间。

家长在遇到孩子发生骨折的情况后，首先要尽量保持镇静，不要慌张，理清思路，分清主次，及时采取急救处理办法，固定、制动、止血，尽快就医，安全转运。

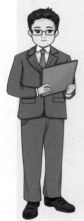

### 1. 孩子发生骨折后的急救处理

（1）孩子发生骨折后，如果有皮肤损伤和出血，家长要先用干净的床单、衣服等进行包扎止血。

（2）如果是开放性的骨折，注意不要把暴露在外的断端塞回，因为这样容易诱发感染，也可能会造成二次损伤，增加后续医生治疗的难度。如果不是开放性的骨折，但肢体已经有明显的弯斜，家长也不要自行矫正，这样可能会增加血管神经的损伤，增加孩子的痛苦，也增加了复位的难度。

（3）对于孩子骨折的部位要做好固定，在有夹板的情况下可用夹板固定，如没有，可根据现场的情况，比如用木条、树枝等硬物简单固定，限制孩子的活动。

（4）要密切观察孩子的情况，如果除骨折部位受伤，其他情况良好，家长可以驾车或打车，尽快送孩子到医院就诊。如果情况比较严重，或者是从高处摔伤，考虑有可能是脊椎损伤，则不要轻易搬动孩子，应及时打 120 急救电话求助。

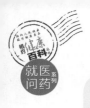

**2. 治疗原则**　以不再损伤骨骺及骨骺板造成生长发育障碍为原则。

（1）手法复位、石膏固定。

（2）牵引。

（3）闭合复位、钢针内固定。

（4）切开复位内固定。

**3. 正确的护理**

（1）石膏或小夹板外固定后的两周内，关注肢体远端的皮肤颜色，特别是指甲的颜色、皮肤的温度和感觉、活动是否正常。

（2）孩子下肢骨折后，应适当卧床休息，以利于骨折端的固定及肢体的消肿，可适当抬高患肢。

（3）尽量食用容易消化、刺激食欲的食物。可以多喝一些肉汤、鸡蛋汤及新鲜鱼汤，以后逐渐增加瘦肉、鱼类和大豆制品等。同时，鼓励孩子多吃新鲜蔬菜、水果，以摄入足够的维生素。

（4）孩子发生骨折的特点多为不完全骨折，其骨折端的生长比成人迅速。所以，应定期复查拍片（一般两三周为宜），以便能及时拆除外固定。

**4. 预防**

（1）加强对男童的安全教育和看护，佩戴护具及在专业指导或家长看护下参与技术要求高的运动。

（2）加大对 2~5 岁年龄段儿童的看护力度，从小培养安全意识。

（3）营造简单、安全的儿童居住环境，减少不必要的家具摆设，婴儿床设置护栏。

（4）合理安排假期出行，选择有安全保障的娱乐设施。

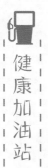
健康加油站

## 儿童骨骼有哪些特点异于成人

（1）韧：有机成分多，无机成分少，弹性好，易弯曲。

（2）厚：骨膜肥厚。

（3）可塑：塑形能力极强。

（4）特殊：骨骺的存在。

（耿园园　李　颀）

# 三

## 其他常见疾病
## （包括眼、耳鼻喉、
## 皮肤等）

# 29. 孩子患**结膜炎**和不洗手揉眼睛有关吗

结膜炎是儿童眼科最常见的疾病。由于大部分结膜与外界直接接触，易受环境中感染和非感染性因素刺激，引起炎症反应，导致结膜炎的发生，俗称"红眼病"。

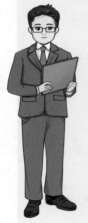

**专家说**

结膜炎通常由病毒、细菌等感染因素以及过敏反应、化学损伤、泪管堵塞等非感染因素导致。儿童非感染性结膜炎中以过敏性结膜炎最常见。

感染性结膜炎可能伴随发热、咽痛等呼吸道感染症状。细菌性结膜炎双眼通常有黄白色黏稠分泌物，而病毒性结膜炎以水性分泌物为主。

过敏性结膜炎主要是变应原（灰尘、花粉、烟雾等）与结膜接触，导致的变态反应性炎症，通常表现为眼痒、眼红以及水样分泌物。该病具有季节性、反复性，部分患儿伴有过敏性鼻炎、哮喘、过敏性皮炎等症状。

需要注意感染性结膜炎具有传染性。预防感染，要勤洗手，避免揉眼，且家长护理完患儿眼睛后要洗手。把患儿的毛巾、衣服和床上用品与其他人的分开，同时应定期清洗。过敏性结膜炎无传染性，但因双眼发痒，患儿常会反复揉眼，可能导致继发感染，故应尽量让患儿不揉眼，勤洗手。

结膜炎治疗以局部用药为主，包括眼药水和眼药膏。细菌性结膜炎建议使用抗生素滴眼液，如妥布霉素或盐酸左氧氟沙星滴眼液，可同时应用红霉素眼膏；病毒性结膜炎需使用抗病毒药物，如利巴韦林滴眼液等；过敏性结膜炎则应使用富马酸依美斯汀或类固醇激素滴眼液缓解症状，中度、重度患儿可口服抗组胺药。家长不可自行盲目用药，结膜炎患儿需及时就医，避免药物使用不当延误病情，造成严重后果。

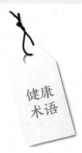

**结膜炎：** 结膜是位于眼睑内面和眼球表面的一层柔软、光滑而透明的薄膜。结膜炎是由微生物感染、外界刺激及过敏反应等引起的结膜炎症。

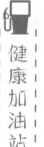

## 结膜炎患儿的生活建议

（1）清淡饮食为主，多食蔬菜水果，避免辛辣刺激性食物。

（2）避免过度用眼，保证充足睡眠，减少接触电子产品。

（3）勤洗手、避免揉眼。

（4）冷毛巾敷眼缓解症状，切勿用同一块毛巾接触另一只眼，避免交叉感染；切勿遮盖患眼，否则会使分泌物无法排出。

（汪治华）

# 30. 为什么有些孩子会患

# 中耳炎

孩子患中耳炎一般分为急性中耳炎、分泌性中耳炎和慢性化脓性中耳炎 3 种类型。急性中耳炎是指 48 小时内发生的中耳急性炎症反应，分为急性化脓性中耳炎和急性非化脓性中耳炎。分泌性中耳炎指以中耳积液及听觉下降为主要特征的中耳非化脓性炎性疾病。慢性化脓性中耳炎指中耳黏膜、骨膜或深达骨质的慢性化脓性炎性反应，分为伴胆脂瘤型中耳炎和不伴胆脂瘤型中耳炎。

专家说

孩子容易患中耳炎的主要原因包括：①孩子的咽鼓管较成人短、平、直，婴儿期咽鼓管咽口位置更低，儿童咽鼓管软骨较软，硬度和弹性不足，参与咽鼓管开放协调有限；②孩子的鼻咽部及咽后壁淋巴滤泡组织发达，易增生肥大，导致咽鼓管咽口位置容易堆积大量黏脓性渗出物，渗出物中的细菌或病毒容易经过

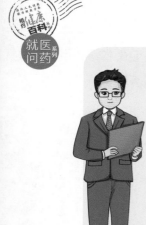

咽鼓管进入中耳；③孩子的免疫力相对低下，很容易患呼吸道感染，各种病原体容易通过咽鼓管向中耳蔓延，引发中耳炎。④其他诱发因素如胃食管反流、被动吸烟、肥胖、内分泌疾病、哺乳姿势不当或过度使用安抚奶嘴等。

当孩子出现以下表现时，要警惕患中耳炎的可能。

（1）听觉异常：如听觉下降，耳内异响，婴幼儿表现出对言语和环境声音应答迟缓。

（2）耳部不适：如耳闷、耳鸣、不适感等非特异性表现。

（3）耳痛：程度可轻可重，也可是一过性的。

（4）耳部溢液：外耳道有流脓、流液。

（5）头昏不适和走路不稳：这是少数患儿影响前庭功能时的表现。进行耳镜检查时可以看到鼓膜充血、水肿，严重者穿孔并流脓等表现。

中耳炎的治疗主要包括控制感染，消炎止痛，局部用药及理疗，全身应用抗生素。手术治疗包括鼓膜穿刺、切开或置管术，清除胆脂瘤病灶等等。

**如何预防中耳炎**

（1）不要随意掏耳，可能导致鼓膜损伤，细菌进入中耳引起中耳炎。

（2）加强护理，规律运动，增加抵抗力，积极预防和治疗感冒。

（3）教导孩子正确的擤鼻涕方法（用手指压住一侧的鼻孔，由另一侧将鼻涕向外擤出，注意不可以用力过猛）。

（4）游泳时避免呛水，不去池塘、湖泊游泳。

（5）避免平躺喂奶，喂奶后轻拍后背防止吐奶、呛咳。

（6）尽量给孩子创建无烟的生长环境，避免尼古丁进入血液后增加血液黏度，造成内耳供血不足。

（汪治华）

# 31. 为什么说患**过敏性鼻炎**的孩子要做好鼻腔清洗

过敏性鼻炎是鼻腔吸入外界过敏性物质而引起的一种慢性鼻黏膜充血的疾病。在中国 0~18 岁的儿童中，过敏性鼻炎的发病率达

18.5%，病因主要是因为过敏反应，常见症状为鼻痒、交替性鼻塞（经口呼吸造成咽干、咽痛）、打喷嚏、流鼻涕、鼻腔不通气、头昏、头痛、耳闷、眼睛发红发痒及流泪等。

**过敏性鼻炎　鼻腔清洗　预防措施**

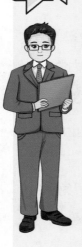

**专家说**

鼻腔清洗是过敏性鼻炎有效的治疗及预防措施。过敏性鼻炎一般随气候改变，早上起床或空中有粉尘时发作，一般只持续 10~20 分钟，一天之中可能间歇出现。尽可能避开变应原及尽可能清洗干净鼻腔是主要预防措施。过敏性鼻炎的患者，鼻腔内存在大量变应原，比如病毒、细菌、粉尘、花粉等，通过鼻腔冲洗能将变应原冲洗掉，减少鼻炎的发作；过敏性鼻炎的患儿，鼻腔内有大量的分泌物堵塞鼻腔，通过冲洗能将鼻腔分泌物冲洗干净，使鼻腔通气状况得到改善，使患者鼻塞的症状减轻；过敏性鼻炎的患者，鼻腔黏膜苍白、水肿，通过冲洗能使鼻腔黏膜水肿减轻，使患者的炎症反应减轻，鼻塞症状减轻。所以过敏性鼻炎患儿要做好鼻腔清洗。

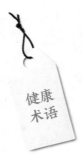

健康术语

**鼻腔清洗：** 是利用鼻腔冲洗器产生带冲洗力的水流，冲洗鼻腔，水流从鼻孔进入，流经鼻前庭、鼻道、鼻窦口、鼻咽部，从另一个鼻孔流出，将鼻涕以及进入鼻腔的异物冲出鼻腔外的治疗方法，鼻腔冲洗已被广泛应用于鼻腔及鼻窦的各种疾病的治疗中。

健康加油站

# 过敏性鼻炎的预防措施

（1）尽可能避开变应原，比如鲜花、动物、毛毯、长毛绒玩具、香水、新买的家具、新装修的房子等。常见变应原的预防包括以下两种。

1）除螨虫：将衣物、枕头等，每周热烘 2~3 次，使螨虫死亡。

2）除花粉：用花粉阻滞剂，涂在鼻腔黏膜，阻止花粉引起过敏鼻炎。

（2）锻炼体质，减少感冒。

（3）卧室门窗要经常打开，保持空气清新流动，空调过滤网定期清洗。

（4）对居家环境的装潢布置尽量使用绿色环保的装潢材料。

（5）如果过敏发生在户外，应尽可能限制户外活动，尤其是避免接触花草或者腐烂的树叶、柳絮，外出时可以戴口罩。

（汪治华）

# 32. 为什么有些**腺样体肥大**的孩子需要进行手术治疗

关键词

腺样体肥大　手术治疗

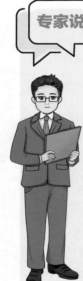

腺样体是位于鼻咽顶与后壁交界处的淋巴组织，亦称咽扁桃体，形似半个剥皮橘子。在婴幼儿时期，腺样体、腭扁桃体及其他咽部淋巴组织，共同构成人体呼吸道和消化道的第一道抗感染免疫防线。

**专家说**

若腺样体增生肥大，且引起相应症状者，称腺样体肥大，为一病理现象，且多见于儿童。腺样体肥大的主要表现有鼻塞流涕、张口呼吸、夜间打鼾及睡眠不安；其他表现有言语不清、闭塞性鼻音、听觉障碍、嗅觉障碍、耳鸣、精神不振、反应迟钝及注意力不集中等；并发症包括消化不良、生长发育迟缓、颌面骨骼发育异常、阻塞性睡眠呼吸暂停低通气综合征、分泌性中耳炎、慢性鼻炎、鼻窦炎及气管炎。

腺样体肥大的手术指征为：①药物治疗效果不佳；②反复多次急性发炎；③腺样体过度肥大，引起鼾症、鼻炎、鼻窦炎、分泌性中耳炎等反复发作；④引起面容、身体发育异常。一般认为在患儿3岁以上行手术治疗较妥当。

**1. 扁桃体和腺样体的区别** 扁桃体包括腭扁桃体、咽扁桃体（即腺样体）、舌扁桃体及咽鼓管扁桃体。我们常说的扁桃体，一般指位于口咽两侧的一对腭扁桃体，呈草莓状半球形。扁桃体是保护机体的第一道免疫防线，可产生淋巴细胞和抗体，可吞噬细菌，是机体免疫系统的一部分。

**2. 腺样体切除后会影响免疫功能吗** 腺样体、扁桃体虽是人体的免疫器官，但当反复感染时也易形成病灶，当坏处大于益处，肥大导致通气不畅、呼吸受阻时，评估弊大于利时，则需要手术切除。切除后短期内会有免疫指标轻度下降，一般会在术后 1~3 个月被其他免疫器官替代，机体免疫功能恢复正常。腺样体切除对于儿童远期免疫功能并无损害。

（汪治华）

# 33. 为什么说孩子患**湿疹**不是因为皮肤太"湿"

湿疹是皮肤科一类常见病，包括特应性皮炎、脂溢性皮炎、接触性皮炎等。其中以特应性皮炎为代表，部分伴有明显渗出。

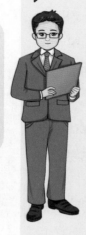

孩子患湿疹不是因为皮肤太"湿"。特应性皮炎是一种由遗传、变应原、皮肤屏障破坏、心理及环境等多因素参与的慢性炎症性皮肤病，因其慢性、反复发作且瘙痒不适造成很多家长的困扰。其临床表现多样，分为急性、亚急性、慢性3种。急性期皮疹为密集的粟粒大小的丘疹、丘疱疹或小水疱，基底潮红，顶端抓破后有点状渗出及小糜烂面，境界不清，可向周围蔓延。亚急性期皮损以小丘疹、鳞屑或结痂为主，仍有剧烈瘙痒。慢性期表现为皮肤增厚、浸润、棕红色或淡灰色、色素沉着、表面粗糙、覆以少许糠秕样鳞屑。婴儿期皮损主要发生于头面部，个别可发展至躯干、四肢，可分渗出型和干燥型，儿童期皮损可由婴儿期演变而来，也可在儿童期发病，皮损多发生于肘窝、腘窝和四肢伸侧。

此病易反复发作，不应追求一次性治愈，治疗以恢复皮肤屏障功能、去除诱因和缓解症状为主要目的。家庭护理建议如下：提倡母乳喂养，避免明确变应原，选择纯棉质地、宽松柔软的衣物，加强皮肤清洁（避免使用强效清洁剂，水温在36~38℃）和保湿（及时、适量、清爽的保湿剂）。

常用药物包括外用糖皮质激素、钙调神经磷酸酶抑制剂，系统用药包括抗组胺药、抗感染药、糖皮质激素、免疫抑制剂或生物制剂，均需在医师指导下用药，不可自行购买应用，也不建议使用成分不明的速效外用"乳膏"。

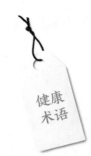

健康
术语

**湿疹：**是由多种复杂的内外因素引起的一种表皮及真皮浅层的皮肤炎症性反应。一般认为与变态反应有一定关系。临床上具有瘙痒、红斑、丘疹、水疱、脱屑、肥厚等特点，以及渗出和融合倾向。

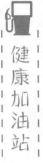

健
康
加
油
站

**1. 需与湿疹鉴别的皮肤病** 疥疮，典型皮疹表现为皮肤薄嫩部位的丘疹、结节，夜间瘙痒加剧，诊治不及时和 / 或反复搔抓可继发湿疹化，临床上容易误诊为湿疹，皮肤镜特点和镜检找到疥螨或虫卵可确诊。

**2. 可伴有湿疹的常见皮肤病** 如白色糠疹，可伴随湿疹出现，主要表现为色素减退性圆或卵圆形斑片，早期为红色或淡红色斑，数周后为淡白色斑，上覆少量细小灰白色鳞屑，多见于面部，营养不良、维生素缺乏、强烈日光照射等可诱发。

（汪治华）

# 34. 为什么有些孩子会患

# 荨麻疹

荨麻疹俗称风疙瘩，是一种局部水肿于皮肤黏膜表面的水肿性团块，在皮肤上表现为大小不等的风团伴随瘙痒，可以出现局部血管神经性水肿，是由于皮肤黏膜血管扩张及渗透性增加引起的。

荨麻疹 过敏

**专家说**

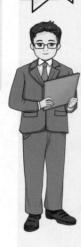

荨麻疹可能发生于任何年龄，所以儿童也不例外。荨麻疹可分为急性荨麻疹和慢性荨麻疹。急性荨麻疹通常由食物、药物、吸入物或感染因素引起，起病较急，一般数小时内会自动消失，持续时间不超过24小时，皮疹可以反复发作，急性荨麻疹如果仅有皮肤症状，且面积不大，可等待其自行消失，如果皮疹较多，瘙痒严重可到皮肤科就诊，可能需要口服氯雷他定、西替利嗪等药物治疗。如果出现呼吸困难，喉头水肿表现或烦躁不安、心慌气短甚至过敏性休克，需要紧急送医，否则有生命危险。如果24小时内不消失，同时伴随发热等症状需要及时就诊，注意血管炎等疾病。如果反复发作超过6周即为慢性荨麻疹。慢性荨麻疹的病因与感染、自身免疫、神经源性因素、精神因素均可能有关。

儿童患荨麻疹也有在很小年龄发病的，整个过敏进程中，皮肤过敏是很重要的一个环节，急性荨麻疹多数与过敏相关，外源性因素需要注意容易发生过敏的食物，如鸡蛋、牛奶、海鲜、芒果、毛桃及西红柿汁等；注意药物包括抗生素类、阿司匹林等；还需注意吸入性花粉、皮屑、真菌等，以及寒冷空气刺激、日光照射等。有些荨麻疹没有明显诱因，可能为神经源性因素和精神因素等。

如果患儿仅有皮肤表现可以到皮肤科就诊，如果伴有烦躁、胸闷、呼吸困难及血压下降，则需要立刻到儿科急诊就诊，慢性荨麻疹病因复杂，可能需要皮肤科和免疫科同时就诊。儿童寒冷相关荨麻疹需要注意特殊自身炎症性疾病。

荨麻疹的治疗如抗组胺药无法彻底控制，可能需要使用糖皮质激素类药物，维生素 C 和钙剂也有辅助的作用。要积极寻找变应原，尽量避免再次接触变应原，可减少急性荨麻疹的发生。

（李　娜　杜　悦）

# 35. 为什么孩子也会患"脚气"

皮肤浅部真菌 - 癣菌侵犯人的皮肤、毛发、甲板等引起的感染，统称为皮肤癣菌病。因其侵犯的部位不同，分为头癣、体癣、手足癣及甲真菌病（黑指甲）等，脚气即足癣。

关键词

足癣　真菌感染

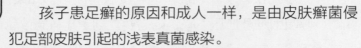

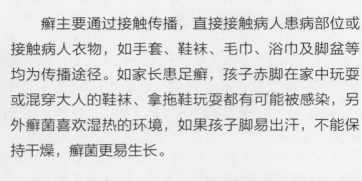

孩子患足癣的原因和成人一样，是由皮肤癣菌侵犯足部皮肤引起的浅表真菌感染。

癣主要通过接触传播，直接接触病人患病部位或接触病人衣物，如手套、鞋袜、毛巾、浴巾及脚盆等均为传播途径。如家长患足癣，孩子赤脚在家中玩耍或混穿大人的鞋袜、拿拖鞋玩耍都有可能被感染，另外癣菌喜欢湿热的环境，如果孩子脚易出汗，不能保持干燥，癣菌更易生长。

如果有家庭成员患癣病，需注意自身隔离，浴室用品、床品及衣物严格消毒，积极治疗，患病期间不要接触孩子；孩子也要保持足部清洁干燥，穿透气吸汗的袜子，平时不去不清洁的浴池、泳池，不要赤足行走及玩耍；猫狗也可患癣菌病，且有传染给人的可能，要定时给宠物体检，患癣后积极治疗，且需与孩子隔离。

癣病的诊断除临床表现外，镜检呈阳性即可确诊，幼儿足癣主要以局部药物治疗为主，具体用药应遵医嘱。

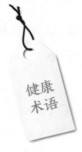

健康术语

**真菌：** 是一种多细胞微生物，具有独立的代谢和繁殖能力。它们可以引起各种疾病，如癣、肺炎等。

（李　娜　杜　悦）